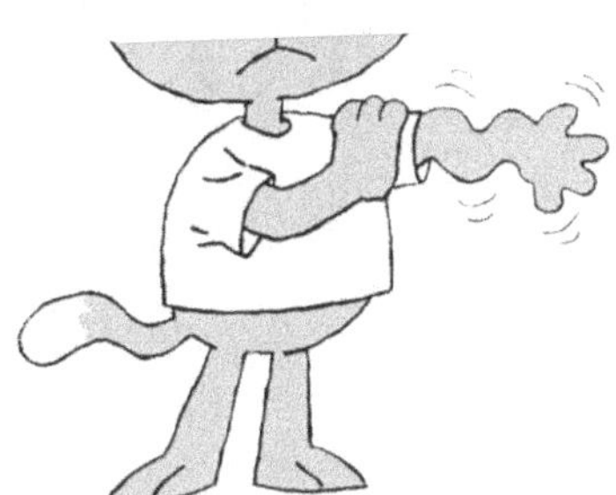

PARKINSON-TAGEBUCH (FÜR NEUE PATIENTEN)

EIN WOCHENKALENDER MIT NÜTZLICHEN RATSCHLÄGEN, UM DEN ALLTAG BESSER ZU MEISTERN!

VON ANTONELLA CAPUTO

"WENN MAN SICH NUR ORDENTLICH BEMÜHT, KANN MAN ALLES AUF DIE BEINE STELLEN!"

"Marty McFly" (Michael J. Fox)

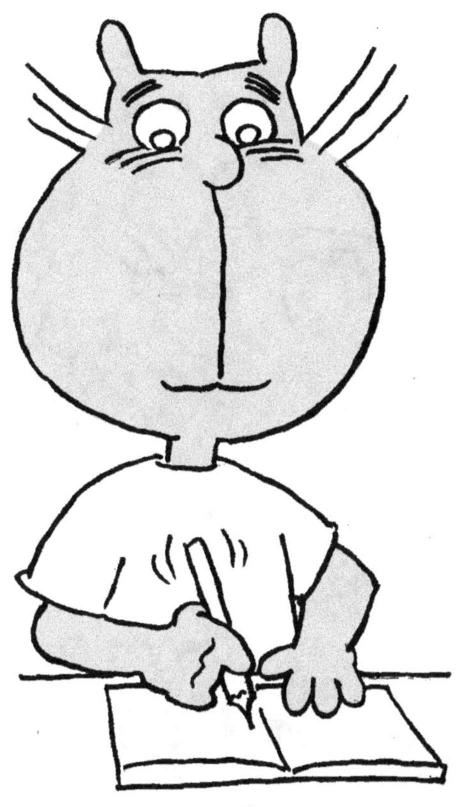

Dreimonatiges Tagebuch zum Festhalten der Höhen und Tiefen
der Parkinson-Krankheit

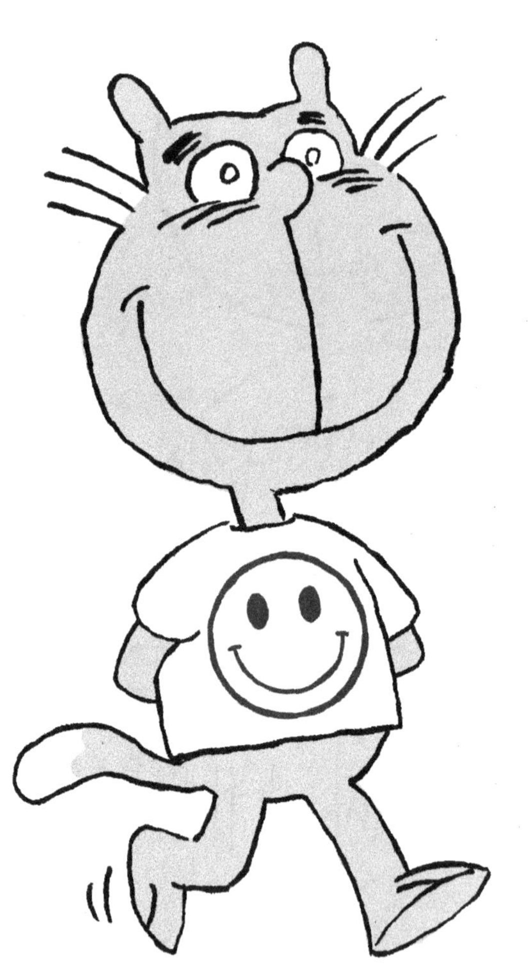

PERSÖNLICHE ANGABEN

NAME	
ADDRESSE	
FESTNETZNUMMER	
HANDYNUMMER	
E-MAIL-ADRESSE	
BEHANDELNDE/R ARZT/ ÄRZTIN (TELEFONNUMMER)	
IM NOTFALL KONTAKTIEREN SIE BITTE	

VORWORT

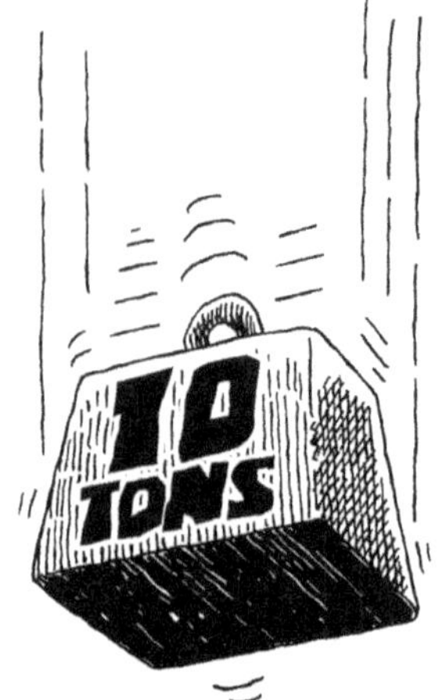

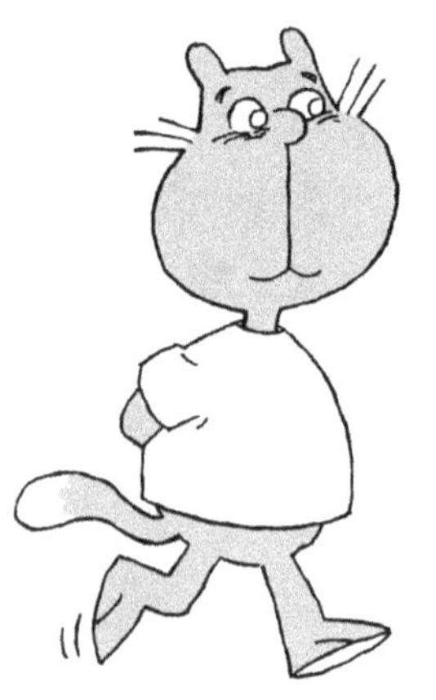

Mit der Diagnose einer Krankheit konfrontiert zu werden, kann schon zur Herausforderung werden. Als bei meinem Partner Nick die Parkinson-Krankheit diagnostiziert wurde, war es für uns, als wäre die Zeit plötzlich stehen geblieben. Über diese Krankheit wussten wir eigentlich nur, dass sie unheilbar sein soll. Das war alles .

Danach folgte eine Zeit der Anpassung: Wir mussten akzeptieren lernen, dass Parkinson von da an Teil unseres Lebens sein würde. Irgendwann kamen wir zum Schluss, dass wir nur noch das Beste aus der neuen Situation machen konnten: Wir informierten uns so gut wie möglich über die Krankheit und nahmen Kontakt mit Selbsthilfegruppen auf. Nicht zuletzt entdeckten wir die zentrale Rolle, die der Umgang mit Parkinson im Alltag spielt.

Körperliche Bewegung hilft, die Verbindungen zwischen den Gehirnzellen aufrechtzuerhalten; die eigene Haltung ist jedoch nicht weniger wichtig. Wir versuchen, Parkinson in Schach zu halten. Wir haben zum Beispiel Folgendes herausgefunden: Wenn Nick, ein ehemaliger Grafikdesigner und Comiczeichner, jeden Tag etwas Zeit mit Zeichnen verbringt, dann zittert er weniger stark, wirkt präsenter und vor allem besser gelaunt, denn er verbringt einen Teil seines Tages mit etwas, das ihm Spaß macht und worauf er stolz sein kann.

Nicks Tagesablauf wird nun von der Einnahme seiner Medikamente bestimmt: Durch die Alarmfunktion seines Handys wird er daran erinnert, wann er welche Tablette nehmen muss. Die Technik unterstützt ihn also; wir haben aber auch festgestellt, dass es genauso wichtig ist, den Überblick über etwaige Nebenwirkungen sowie andere Begleiterscheinungen zu behalten, die von Tag zu Tag anders ausfallen können.

Wie wir rasch merkten, kann man sich während der medizinischen Untersuchungen nur schwer an alles erinnern, was zu besprechen wäre, und auf jedes Detail eingehen.

Es musste eine Lösung her: So fingen wir an, ein Tagebuch zu führen.

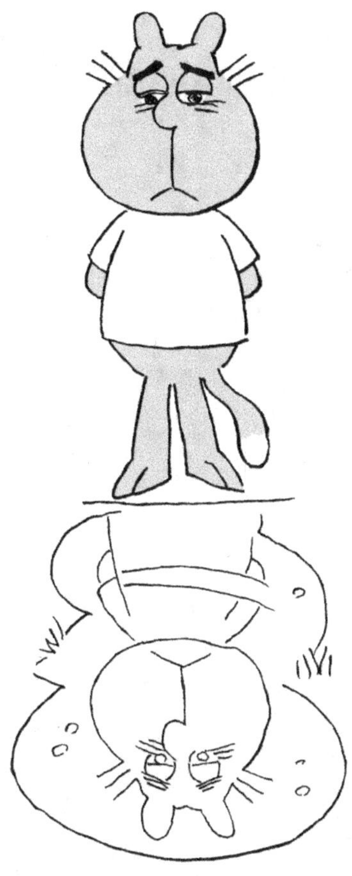

Bekannterweise hilft das Aufschreiben von Dingen nicht nur sie nicht zu vergessen, sondern auch proaktiv mit ihnen umzugehen.

Ausgehend von unseren Erfahrungen als Parkinson-Kranker und Parkinson-Betreuerin haben wir dieses Tagebuch mit dem Ziel entwickelt, Menschen, die an dieser Krankheit leiden, bei der Bewältigung einer der schwierigsten Herausforderungen ihres Lebens zu unterstützen

GEBRAUCHSANWEISUNGEN FÜR DIESES TAGEBUCH

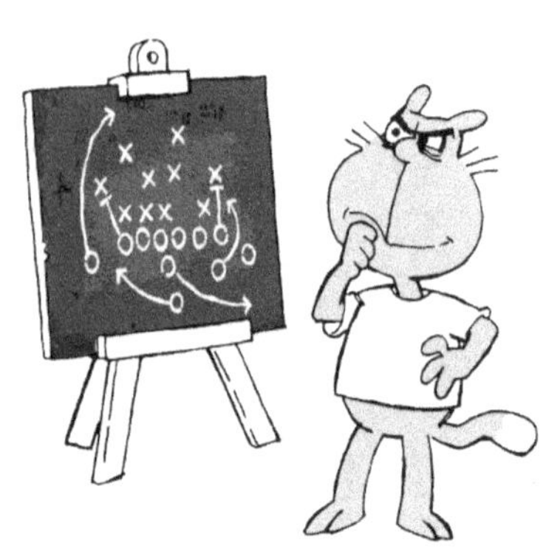

Dieses Tagebuch umfasst einen Zeitraum von zwölf Wochen. Sie können darin Ihre Arzttermine und Medikamente notieren. Medikamente können erfahrungsgemäß an verschiedenen Tagen unterschiedliche Nebenwirkungen haben: Um dies nachzuverfolgen, ist im Tagebuch eine gesonderte Seite vorgesehen.

Eine gute, gesunde Ernährung kann bei der Bewältigung jeder Krankheit helfen: Den Mahlzeiten ist im Tagebuch daher ein separater Abschnitt gewidmet. Wir wissen, wie wichtig es ist, die körperlichen und die psychischen Aspekte von Parkinson im Auge zu behalten. Darum finden Sie für jeden Tag einen Abschnitt, in dem Sie notieren sollen, wie aktiv Sie waren und wie Ihre Stimmung war.

Da wir uns bewusst sind, dass viele Parkinson-Patienten nur mit Mühe einen Stift in der Hand halten können, haben wir das Tagebuch so einfach wie möglich gestaltet.

Wir haben Hinweise und Tipps aus verschiedenen Quellen zusammengetragen, die wir als nützlich empfunden haben.

Auch Parky, unsere Katze, hat ihren Beitrag leisten wollen!

Wir hoffen, dass Sie durch dieses Tagebuch den Überblick über Ihre Parkinson-Erkrankung behalten und verstehen können, wie sich diese auf Ihr Leben auswirkt. Vergessen Sie bitte nicht, dass es durchaus valide Maßnahmen gibt, die Sie ergreifen können, um Ihre Lebensqualität zu verbessern! Parkinson ist eine unbarmherzige Krankheit, aber wir glauben, dass positives Denken hilft und dass es immer noch Platz für ein Lächeln geben kann.

ANTONELLA, NICK UND PARKY (DIE KATZE)

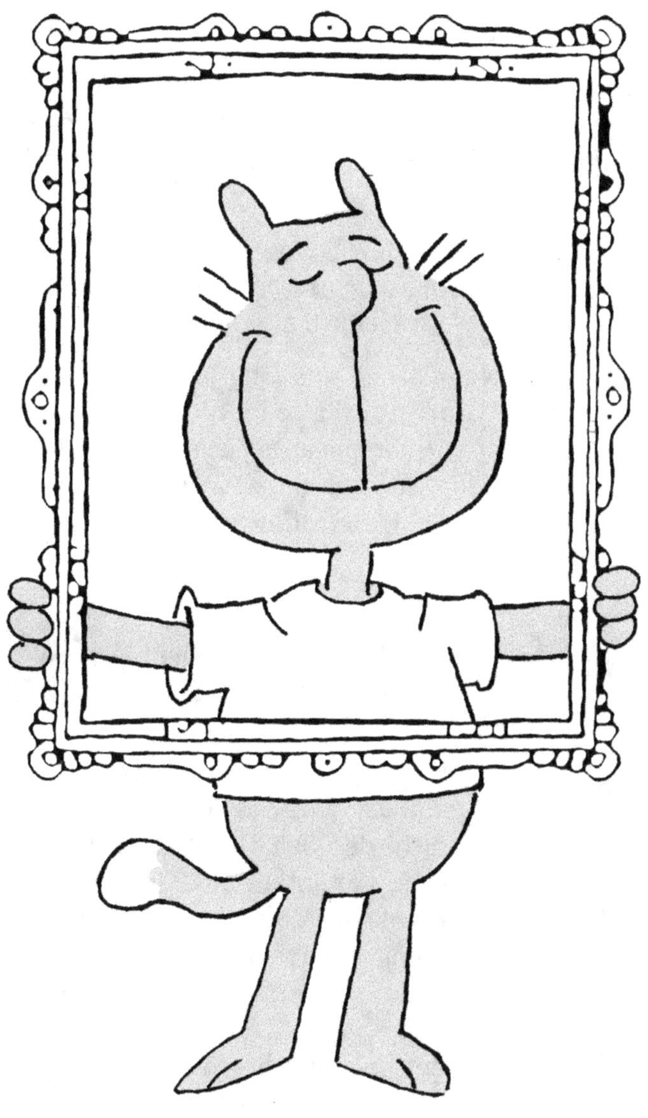

"Mach jeden Tag zu deinem Meisterwerk"
John Wooden

PARKINSON – WAS IST DAS?

Die Parkinson-Krankheit entsteht, wenn Gehirnzellen, die Dopamin herstellen – einen chemischen Stoff, der unter anderem für die Bewegungskoordination wichtig ist –, nicht mehr richtig arbeiten oder absterben.

Parkinson kann zu Zittern, Bewegungsverlangsamung, steifen Muskeln und instabiler Körperhaltung führen. Die Symptome sind bei jedem/jeder Betroffenen unterschiedlich ausgeprägt.

Es handelt sich um eine lebenslange und langsam voranschreitende Krankheit: Die Symptome können sich also im Laufe der Zeit ändern. Der Verlauf ist von Person zu Person unterschiedlich: Es kann nur schwer vorhergesagt werden, wie stark ein/e Parkinson-Patient/in im Laufe der Zeit von der Krankheit betroffen sein und welche Form diese genau annehmen wird.

NICHT IM STILLEN LEIDEN!

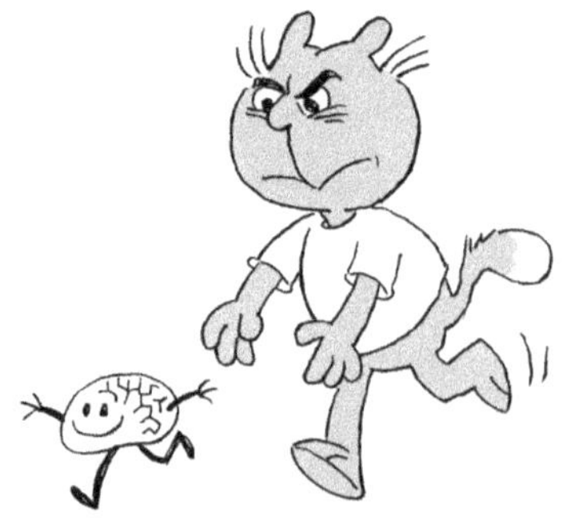

Über Parkinson zu sprechen, ist nicht einfach. Manche reden daher lieber gar nicht darüber. Und doch berichten recht viele Patienten, dass sie besser mit der Krankheit klarkommen, wenn sie offen damit umgehen. Ihre Erfahrungen mit Parkinson mit anderen Leuten zu teilen, mag auf Anhieb nicht einfach erscheinen, aber es kann Ihnen helfen, sich auf Dinge zu konzentrieren, die Ihren Alltag verbessern können. Es hilft auch den Menschen um Sie herum, besser zu verstehen, was Sie gerade spüren und fühlen. Kommunikation ist wichtig: Sie trägt dazu bei, Missverständnisse auf ein Minimum zu reduzieren.

LASSEN SIE SICH NICHT VON PARKINSON UNTERIEGEN

Neben Bewegungsschwierigkeiten gehören auch Angstzustände und Depressionen zu den Symptomen der Parkinson-Krankheit. Fast die Hälfte der Parkinson-Patienten leiden früher oder später darunter. Ängste und Depressionen können sich auf das Aufrechterhalten Ihrer sozialen Kontakte, Ihre körperliche Aktivität und Ihre medizinische Behandlung negativ auswirken. Wenn Sie solche Zustände bei Ihnen spüren, sprechen Sie mit einer Vertrauensperson oder

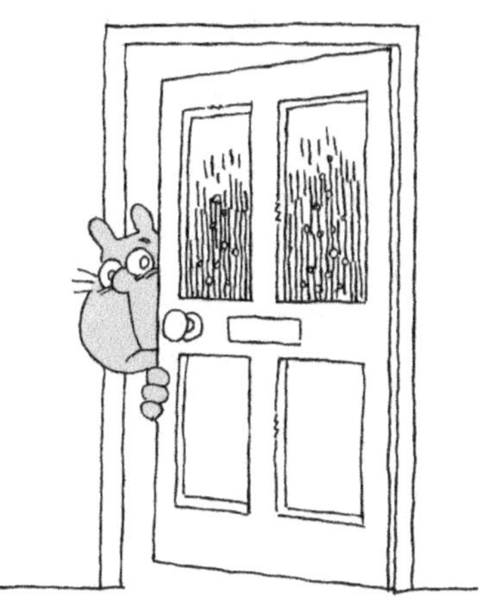

mit Ihrem Arzt / Ihrer Ärztin darüber, denn sie könnten diese Veränderungen bei Ihnen gar nicht bemerkt haben.

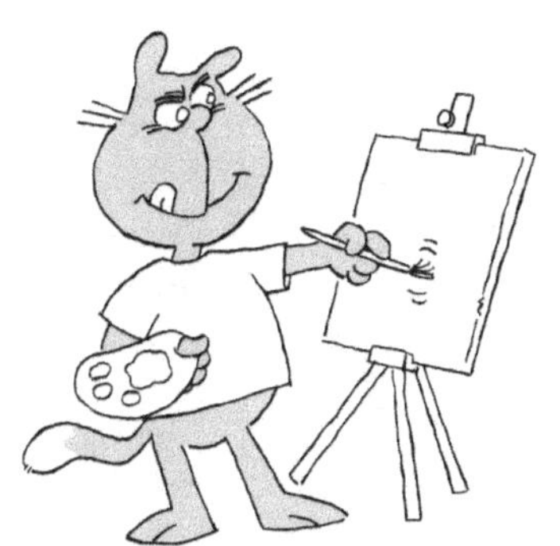

Versuchen Sie, aktiv zu bleiben und Ihren Interessen nachzugehen: Erwiesenermaßen können geistige und körperliche Aktivität die Wirksamkeit einer Therapie erhöhen. Suchen Sie sich ein neues Hobby, lernen Sie eine neue Sprache, versuchen Sie, mit Nachbarn, Freunden und Bekannten in Kontakt zu bleiben. Die neuesten technischen Entwicklungen machen Vieles möglich. Sie können sich auch Gruppen anderer Parkinson-Kranker anschließen und Erfahrungen und praktische Tipps austauschen. Wichtig ist: Behalten Sie eine positive Haltung!

TIPPS UND TRICKS UM DEN ALLTAG MIT PARKINSON IN DEN GRIFF ZU BEKOMMEN

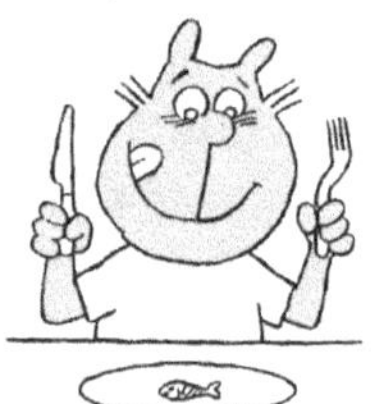

Viele Parkinson-Kranke empfinden die Nahrungsaufnahme als anstrengend: Kleine, kalorienreiche Mahlzeiten sind daher besser als große Mahlzeiten. Wenig und oft ist besser!

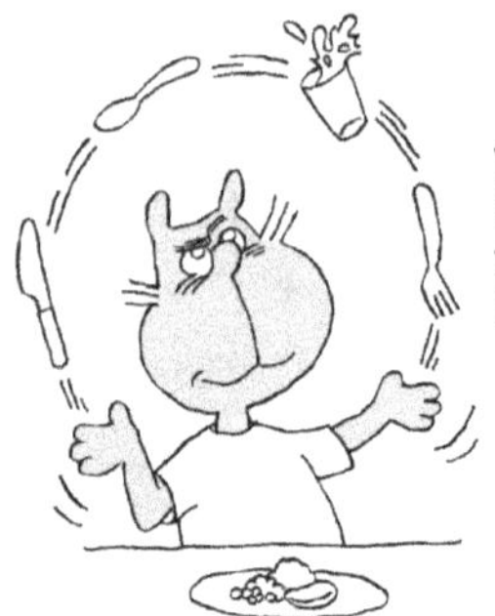

Wenn das Zittern das Halten von Besteck in der Hand erschwert, wechseln Sie alle paar Bissen die Hand, mit der Sie es halten.

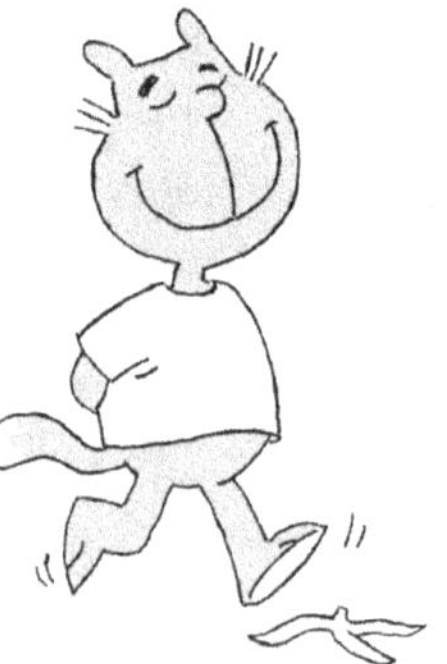

Halten Sie den Boden frei von Teppichen und sonstigen Gegenständen – vor allem, wenn Sie einen batteriebetriebenen Rollstuhl benutzen: Die Räder können hängen bleiben!

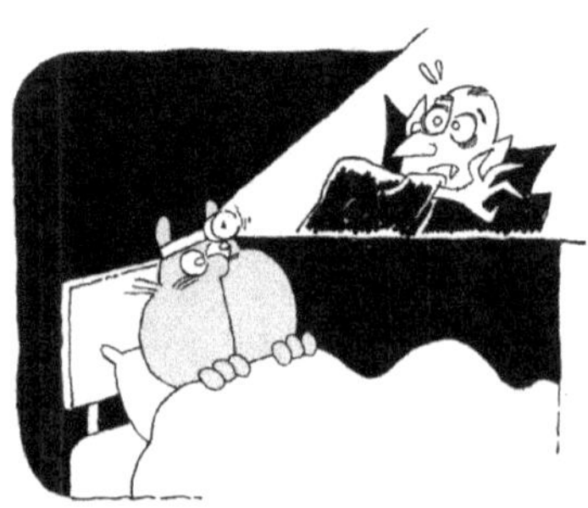

Benutzen Sie eine Stirnlampe, wenn Sie nachts aufstehen müssen: So haben Sie die Hände frei, um Ihr Gleichgewicht zu halten.

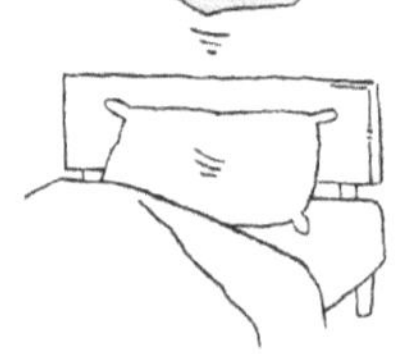

Wenn Sie unter Schlaflosigkeit leiden, versuchen Sie es mit Entspannungstechniken, wie z.B. speziellen Atemübungen, oder spannen Sie Ihre Muskeln an und lassen Sie dann ganz los: Schneller, als Sie denken, könnten Sie eingeschlafen sein!

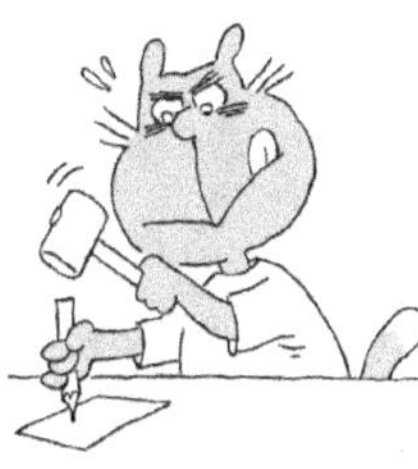

Wenn das Zittern das Schreiben schwierig macht, besorgen Sie sich im Sportgeschäft eine Gewichtmanschette und tragen Sie diese beim Schreiben: Sie macht Ihre Hand stabiler – mit dem willkommenen Nebeneffekt, dass Ihre Muskeln stärker werden!

Reden Sie langsamer

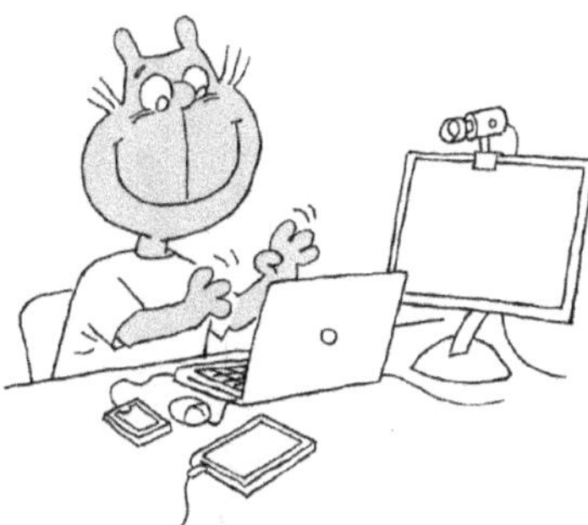

Wenn Sie noch keinen Computer benutzen, sollten Sie den Schritt wagen – Kurse für Anfänger gibt es sicher auch in Ihrer Nähe, z.B. an der örtlichen Volkshochschule. Mit entsprechenden PC-Kenntnissen können Sie sich virtuell an Aktivitäten beteiligen, zu denen Sie vielleicht nicht mehr persönlich hingehen können.

Schreiben Sie und lesen Sie jeden Tag etwas vor, auch wenn es Ihnen schwerfällt.Führen Sie ein Tagebuch, das Ihnen als Ansporn dient und in dem Sie Ihre Fortschritte festhalten.

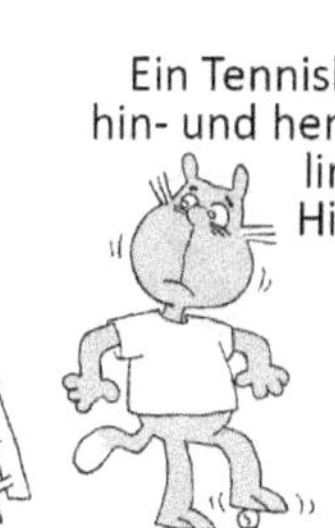

Ein Tennisball, den Sie unter dem Fuß hin- und herrollen, kann die Schmerzen lindern und ist ein nützliches Hilfsmittel, das Sie immer bei sich tragen können.

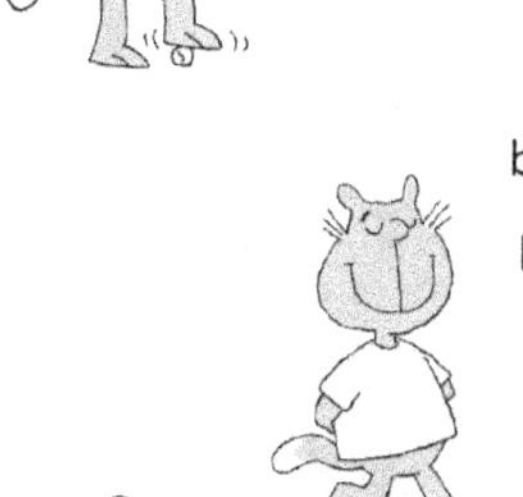

Wenn Ihre Beine beim Gehen einfrieren, versuchen Sie, etwas auf Ihre Füße fallen zu lassen, z. B. gefaltete Socken oder, wenn Sie draußen sind, einen kleinen Stein. Treten Sie einfach dagegen und – zack! – es geht wieder los. Manche tragen einen kleinen Stoffball in der Tasche, der immer einsatzbereit ist.

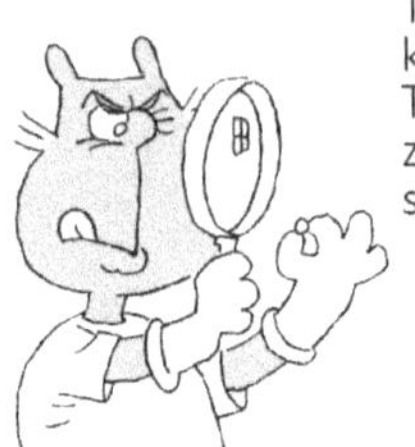

Tragen Sie Einweghandschuhe: Sie geben Ihnen bei
kniffligen Aufgaben wie dem Umgang mit kleinen
Tabletten mehr Halt und eignen sich auch hervorragend
zum Anziehen von Strumpfhosen, da diese dann nicht
so leicht reißen.

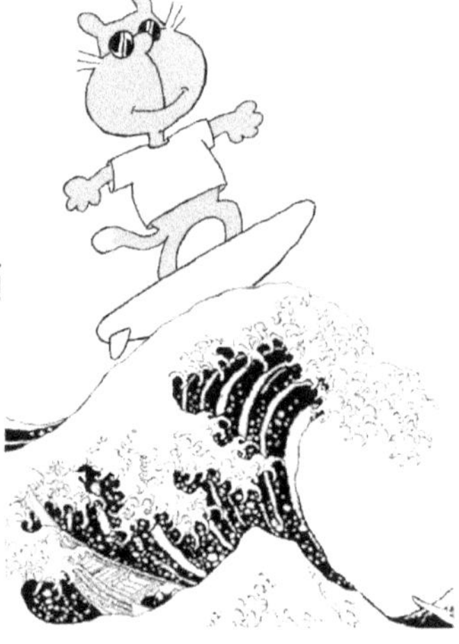

Versuchen Sie
trotz aller Einschränkungen,
etwas Neues zu beginnen.
Sie könnten sich eine neue Fertigkeit
aneignen oder eine Fremdsprache lernen.
Abwechslung macht das Leben bunter!

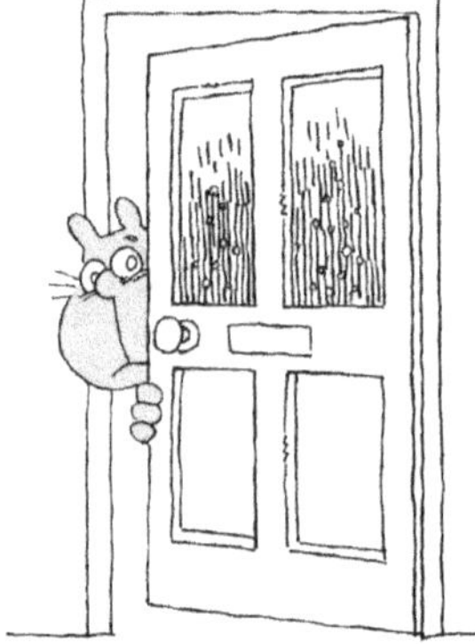

Sorgen Sie dafür, dass Sie regelmäßig
Kontakt zu Menschen außerhalb Ihres
Hauses pflegen.

Werden Sie nicht zu Ihrem größten
Kritiker! Vermeiden Sie, sich Vorwürfe
zu machen, wenn Sie etwas nicht schaffen;
machen Sie stattdessen das Beste aus dem,
was Sie können. Nähren Sie Ihr Selbstwertgefühl,
indem Sie sich all das, was Sie in der Vergangenheit
erreicht haben und in der Gegenwart immer noch
schaffen, vor Augen führen.

... und geizen Sie nicht mit Dingen, die das
Leben komfortabler machen – besorgen Sie sich zum Beispiel einen
bequemen Gartenstuhl oder ein paar zusätzliche Kissen für Ihr Sofa!

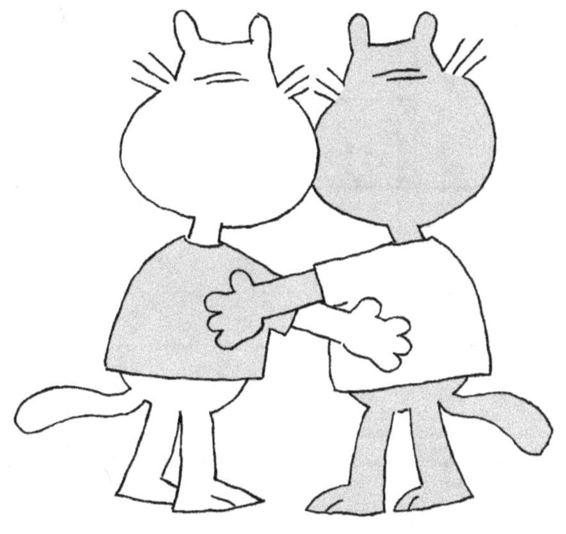

HELFENDE HÄNDE

NAME DER BETREUERIN / DES BETREUERS							
ER/SIE WIRD ANWESEND SEIN AM	MO	DI	MI	DO	FR	SA	SO

IN DER ZEIT VON ... BIS ...	VORMITTAG	NACHMITTAG	ABEND	NACHT
	____/____	____/____	____/____	____/____

<u>ANMERKUNGEN</u>

____

____

NAME DER BETREUERIN / DES BETREUERS							
ER/SIE WIRD ANWESEND SEIN AM	MO	DI	MI	DO	FR	SA	SO

IN DER ZEIT VON ... BIS ...	VORMITTAG	NACHMITTAG	ABEND	NACHT
	____/____	____/____	____/____	____/____

<u>ANMERKUNGEN</u>

____

____

NAME DER BETREUERIN / DES BETREUERS							
ER/SIE WIRD ANWESEND SEIN AM	MO	DI	MI	DO	FR	SA	SO

IN DER ZEIT VON ... BIS ...	VORMITTAG	NACHMITTAG	ABEND	NACHT
	____/____	____/____	____/____	____/____

ANMERKUNGEN

NAME DER BETREUERIN / DES BETREUERS							
ER/SIE WIRD ANWESEND SEIN AM	MO	DI	MI	DO	FR	SA	SO

IN DER ZEIT VON ... BIS ...	VORMITTAG	NACHMITTAG	ABEND	NACHT
	____/____	____/____	____/____	____/____

ANMERKUNGEN

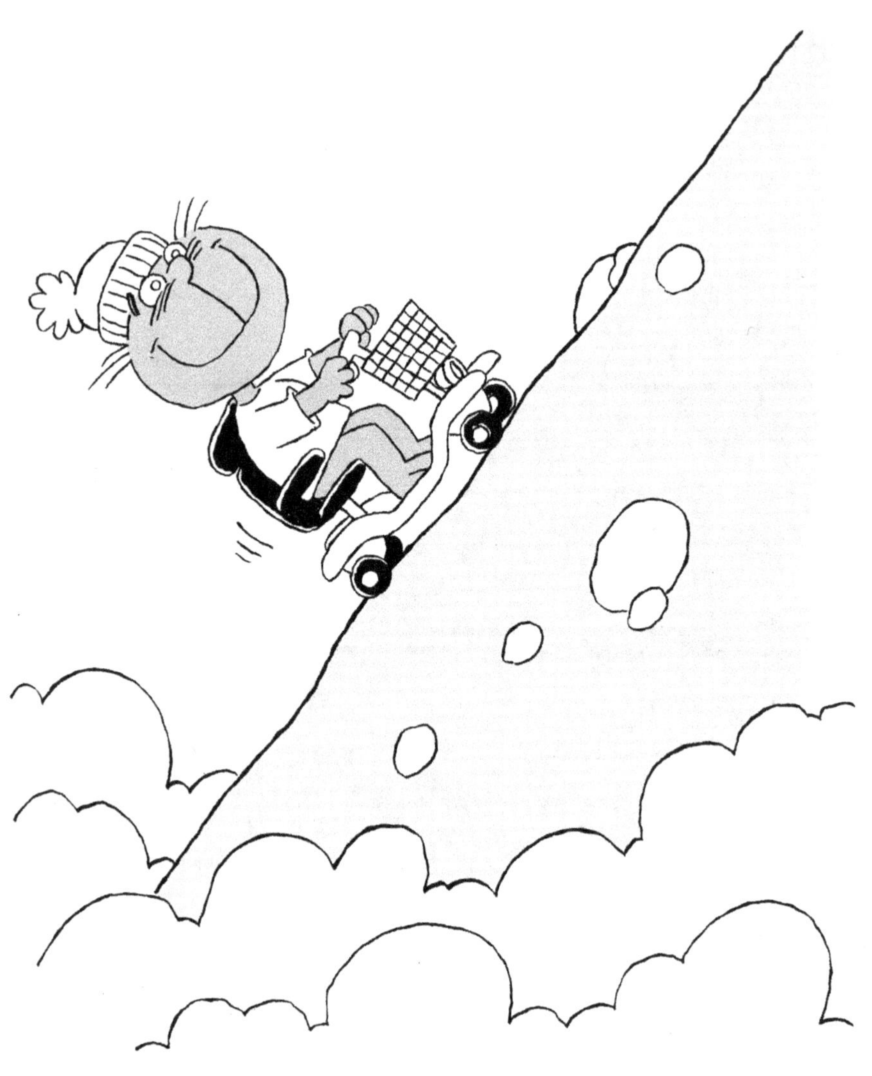

"Akzeptanz bedeutet nicht Resignation"

Michael J. Fox

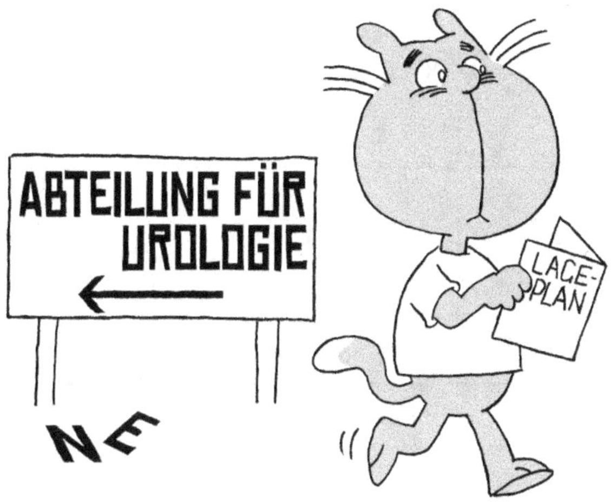

ARZTTERMINE

MONAT_________   JAHR_____

TAG	UHRZEIT	KRANKENHAUS/STATION	ARZT/ÄRZTIN PFLEGER/IN	WAS SOLL ICH MITNEHMEN?
MO				
DI				
MI				
DO				
FRI				

ZU BESPRECHENDE/ ZU KLÄRENDE FRAGEN

MONAT__________   JAHR _____

TAG	UHRZEIT	KRANKENHAUS/STATION	ARZT/ÄRZTIN PFLEGER/IN	WAS SOLL ICH MITNEHMEN?
MO				
DI				
MI				
DO				
FRI				

ZU BESPRECHENDE/ ZU KLÄRENDE FRAGEN

MONAT_________   JAHR _____

TAG	UHRZEIT	KRANKENHAUS/STATION	ARZT/ÄRZTIN PFLEGER/IN	WAS SOLL ICH MITNEHMEN?
MO				
DI				
MI				
DO				
FRI				

ZU BESPRECHENDE/ ZU KLÄRENDE FRAGEN

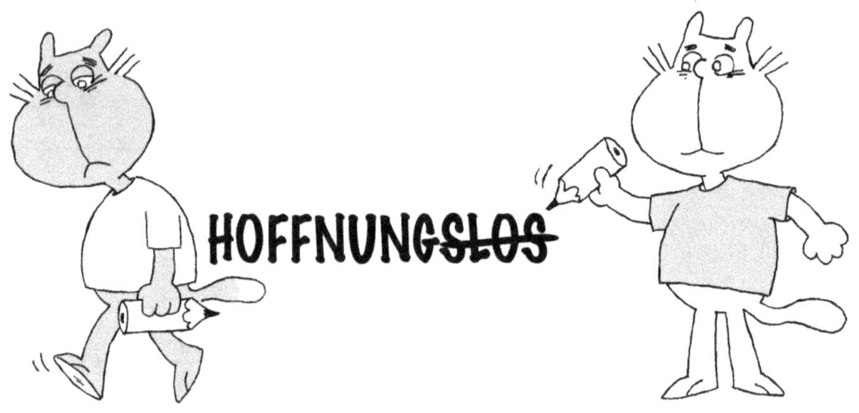

"Du bist mutiger als du glaubst, stärker, als du aussiehst und schlauer als du denkst"

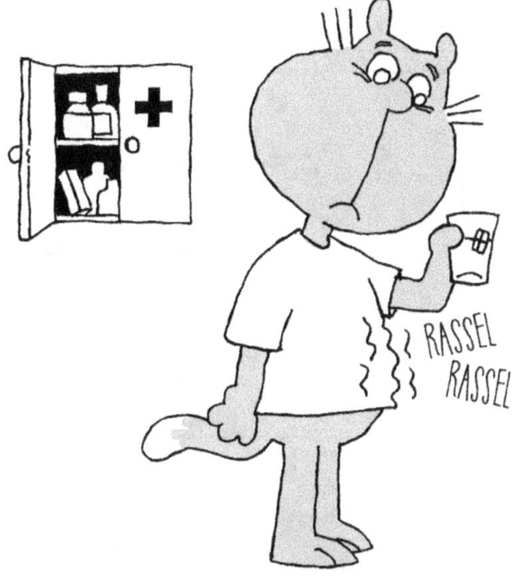

MEINE MEDIKAMENTE

ALLGEMEINE MEDIKAMENTE

NAME	DOSIS

NEBENWIRKUNGEN

PARKINSON-MEDIKAMENTE

NAME	DOSIS

NEBENWIRKUNGEN

WOCHE NR	WOCHE NR	WOCHE NR	WOCHE NR
DATUM	DATUM	DATUM	DATUM
DATUM	DATUM	DATUM	DATE
DATUM	DATUM	DATUM	DATUM
DATUM	DATUM	DATUM	DATUM
DATUM	DATUM	DATUM	DATUM
DATUM	DATUM	DATUM	DATUM
DATUM	DATUM	DATUM	DATUM
WOCHE NR	WOCHE NR	WOCHE NR	WOCHE NR

NEBENWIRKUNGEN

WOCHE NR	WOCHE NR	WOCHE NR	WOCHE NR
DATUM	DATUM	DATUM	DATUM
DATUM	DATUM	DATUM	DATE
DATUM	DATUM	DATUM	DATUM
DATUM	DATUM	DATUM	DATUM
DATUM	DATUM	DATUM	DATUM
DATUM	DATUM	DATUM	DATUM
DATUM	DATUM	DATUM	DATUM

WOCHE NR	WOCHE NR	WOCHE NR	WOCHE NR

NEBENWIRKUNGEN

WOCHE NR	WOCHE NR	WOCHE NR	WOCHE NR
DATUM	DATUM	DATUM	DATUM
DATUM	DATUM	DATUM	DATE
DATUM	DATUM	DATUM	DATUM
DATUM	DATUM	DATUM	DATUM
DATUM	DATUM	DATUM	DATUM
DATUM	DATUM	DATUM	DATUM
DATUM	DATUM	DATUM	DATUM
WOCHE NR	WOCHE NR	WOCHE NR	WOCHE NR

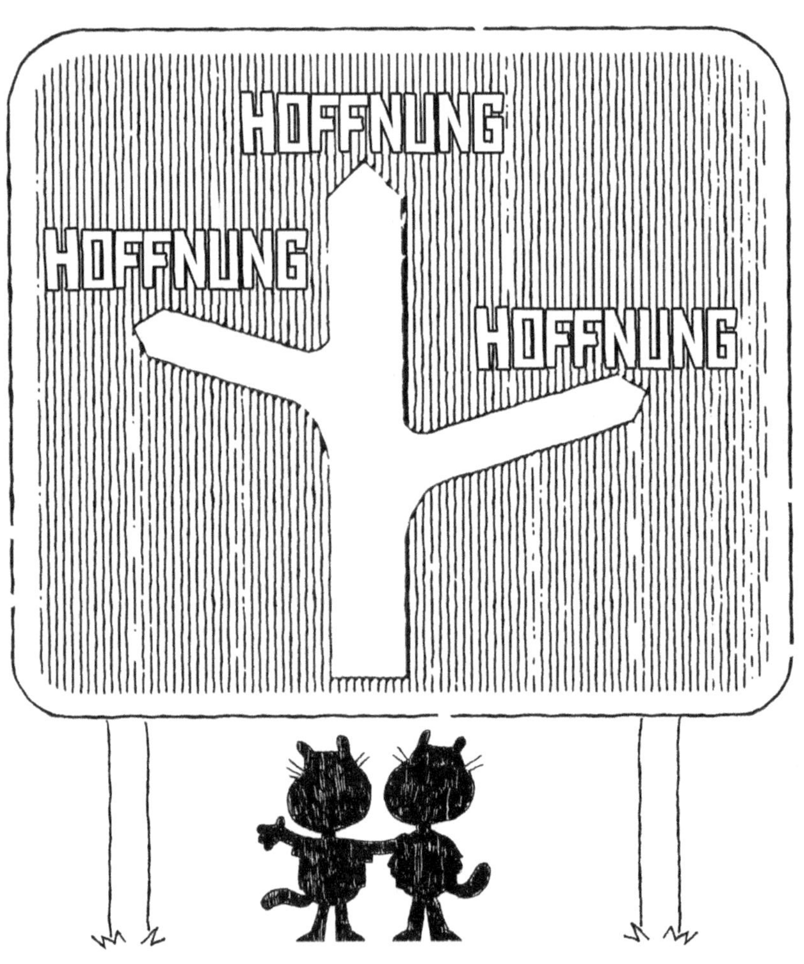

"Wir beginnen jeden Tag eine neue Reise. Selbst wenn die Ziele von Tag zu Tag unterschiedlich ausfallen können, werden sich die gemeinsamen Wege letztlich zur Straße unseres Lebens verdichten."

Frank C. Church

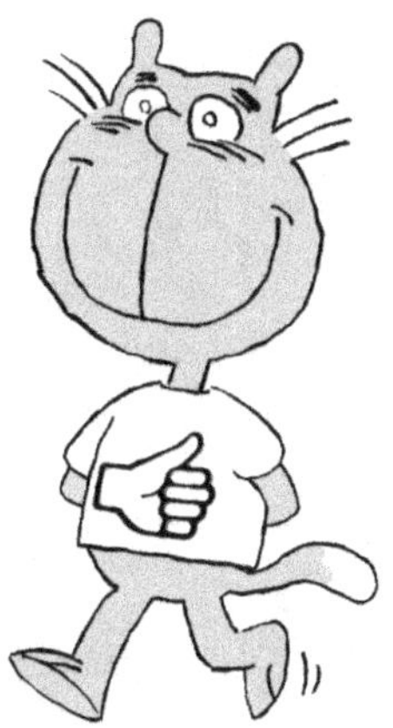

TAGEBUCH DES WOHLBEFINDENS

Wohlbefinden ist sehr wichtig, vor allem für Menschen mit lang anhaltenden Krankheiten. Achten Sie daher auf eine gesunde und ausgewogene Ernährung. Wenn Sie die Zusammensetzung Ihrer Mahlzeiten regelmäßig notieren, können Sie jederzeit überprüfen, wie gesund Sie sich ernährt haben.

Eine ausgewogene Ernährung hilft Ihnen aktiv zu bleiben. Tägliche Bewegung ist essenziell und stärkt die Koordination zwischen Gehirn und Körper. Ein Tagebuch zu führen, trägt dazu bei, positiv eingestellt zu bleiben und die Tiefphasen zu überwinden. Tragen Sie ins Tagebuch ein, was Sie neu gemacht und was Sie geschafft haben. Und vor allem: Behalten Sie eine positive Haltung!

HEUTE IST.................., DER.........................(WOCHENTAG, DATUM)

HEUTE FÜHLE ICH MICH
(BITTE ANKREUZEN!):

WIE WAR IHRE STIMMUNG HEUTE? MACHEN SIE SICH KEINE SORGEN, WENN SIE SICH NICHT GUT GEFÜHLT HABEN. JEDE/R VON UNS KANN MAL EINEN SCHLECHTEN TAG HABEN.

KÖRPERLICHE AKTIVITÄT: HEUTE WAR ICH...

„SEHR AKTIV

AKTIV

MÄSSIG AKTIV

EIN BISSCHEN AKTIV

ICH MUSSTE PAUSE MACHEN

WAREN SIE AKTIV? GUT GEMACHT! MUSSTEN SIE SICH AUSRUHEN? KEINE SORGE – GENIESSEN SIE IHRE FREIE ZEIT!

ERNÄHRUNG: WAS HABEN SIE HEUTE GEGESSEN?

FRÜHSTÜCK	
MITTAGESSEN	
ABENDESSEN	
ZWISCHENMAHLZEITEN	

MEIN TÄGLICHES ZIEL: HEUTE...

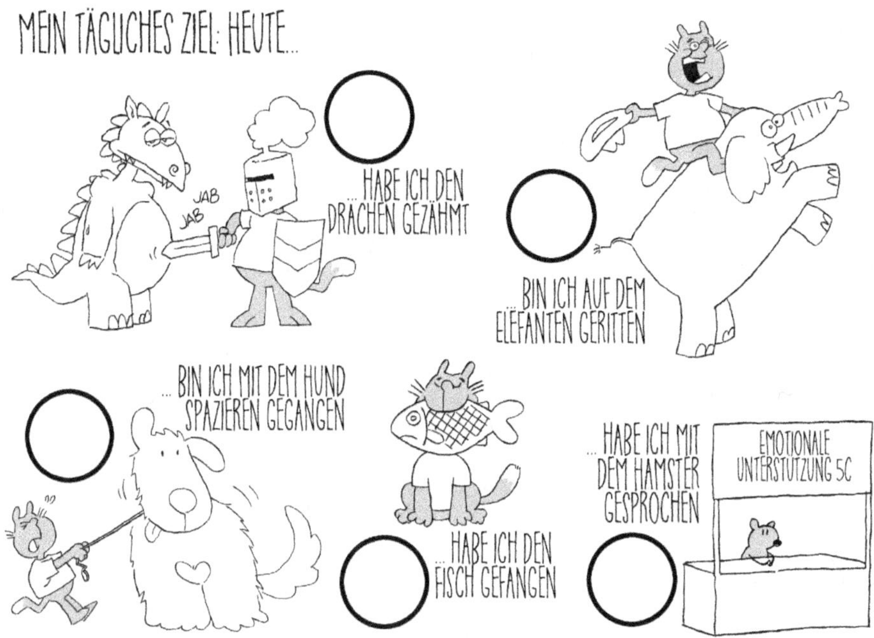

ES IST WICHTIG, SICH TÄGLICH NEUE ZIELE ZU SETZEN, SO BANAL SIE AUCH ERSCHEINEN MÖGEN. SELBST DAS ERREICHEN EINES KLEINEN ZIELS KANN DIE MORAL STÄRKEN!

ANMERKUNGEN

HEUTE IST ...., DER ....(WOCHENTAG, DATUM)

HEUTE FÜHLE ICH MICH
(BITTE ANKREUZEN!)

WIE WAR IHRE STIMMUNG HEUTE? MACHEN SIE SICH KEINE SORGEN, WENN SIE SICH NICHT GUT GEFÜHLT HABEN. JEDE/R VON UNS KANN MAL EINEN SCHLECHTEN TAG HABEN.

KÖRPERLICHE AKTIVITÄT: HEUTE WAR ICH...

WAREN SIE AKTIV? GUT GEMACHT! MUSSTEN SIE SICH AUSRUHEN? KEINE SORGE – GENIESSEN SIE IHRE FREIE ZEIT!

ERNÄHRUNG: WAS HABEN SIE HEUTE GEGESSEN?

FRÜHSTÜCK	
MITTAGESSEN	
ABENDESSEN	
ZWISCHENMAHLZEITEN	

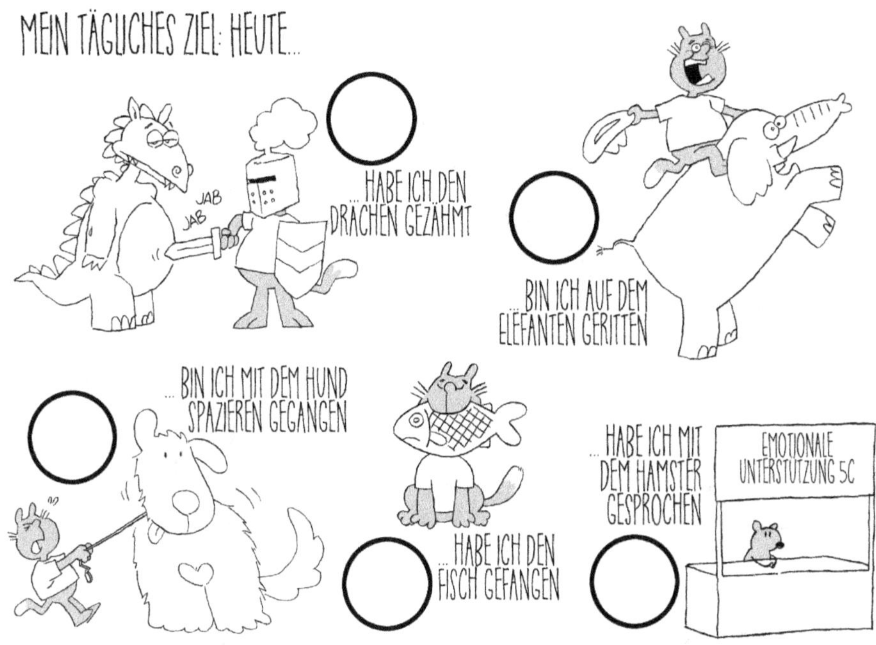

ES IST WICHTIG, SICH TÄGLICH NEUE ZIELE ZU SETZEN, SO BANAL SIE AUCH ERSCHEINEN MÖGEN.
SELBST DAS ERREICHEN EINES KLEINEN ZIELS KANN DIE MORAL STÄRKEN!

ANMERKUNGEN

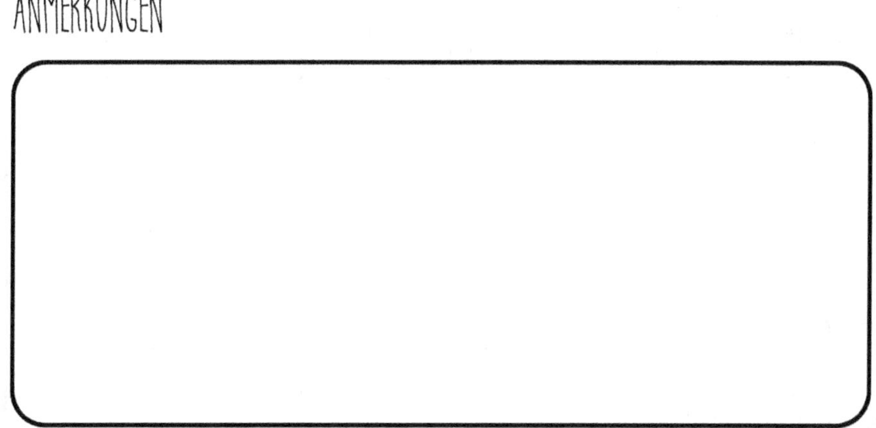

HEUTE IST ...., DER .... (WOCHENTAG, DATUM)

HEUTE FÜHLE ICH MICH
(BITTE ANKREUZEN!):

WIE WAR IHRE STIMMUNG HEUTE? MACHEN SIE SICH KEINE SORGEN, WENN SIE SICH NICHT GUT GEFÜHLT HABEN. JEDE/R VON UNS KANN MAL EINEN SCHLECHTEN TAG HABEN.

KÖRPERLICHE AKTIVITÄT: HEUTE WAR ICH...

„SEHR AKTIV

AKTIV

MÄSSIG AKTIV

EIN BISSCHEN AKTIV

ICH MUSSTE PAUSE MACHEN

WAREN SIE AKTIV? GUT GEMACHT! MUSSTEN SIE SICH AUSRUHEN? KEINE SORGE – GENIESSEN SIE IHRE FREIE ZEIT!

ERNÄHRUNG: WAS HABEN SIE HEUTE GEGESSEN?

FRÜHSTÜCK	
MITTAGESSEN	
ABENDESSEN	
ZWISCHENMAHLZEITEN	

MEIN TÄGLICHES ZIEL: HEUTE...

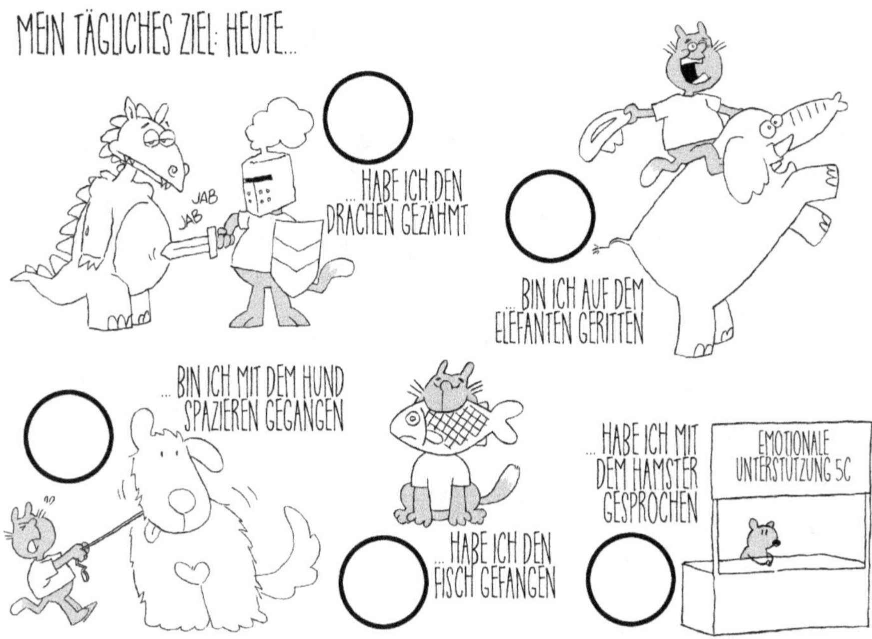

ES IST WICHTIG, SICH TÄGLICH NEUE ZIELE ZU SETZEN, SO BANAL SIE AUCH ERSCHEINEN MÖGEN.
SELBST DAS ERREICHEN EINES KLEINEN ZIELS KANN DIE MORAL STÄRKEN!

ANMERKUNGEN

HEUTE IST ...., DER .... (WOCHENTAG, DATUM)

HEUTE FÜHLE ICH MICH
(BITTE ANKREUZEN):

WIE WAR IHRE STIMMUNG HEUTE? MACHEN SIE SICH KEINE SORGEN, WENN SIE SICH NICHT GUT GEFÜHLT HABEN. JEDE/R VON UNS KANN MAL EINEN SCHLECHTEN TAG HABEN.

KÖRPERLICHE AKTIVITÄT: HEUTE WAR ICH...

SEHR AKTIV

AKTIV

MÄSSIG AKTIV

EIN BISSCHEN AKTIV

ICH MUSSTE PAUSE MACHEN

WAREN SIE AKTIV? GUT GEMACHT! MUSSTEN SIE SICH AUSRUHEN? KEINE SORGE – GENIESSEN SIE IHRE FREIE ZEIT!

ERNÄHRUNG: WAS HABEN SIE HEUTE GEGESSEN?

FRÜHSTÜCK	
MITTAGESSEN	
ABENDESSEN	
ZWISCHENMAHLZEITEN	

MEIN TÄGLICHES ZIEL: HEUTE...

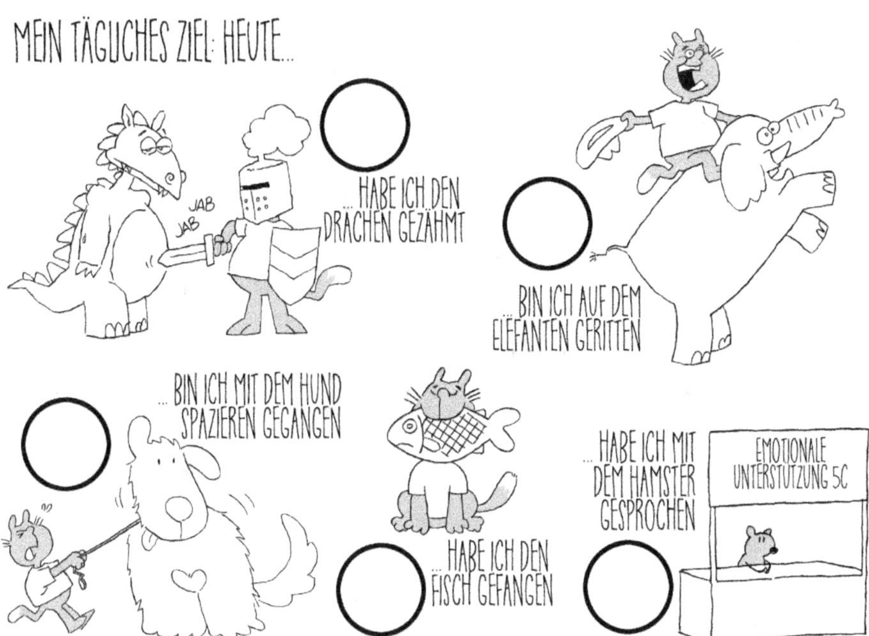

ES IST WICHTIG, SICH TÄGLICH NEUE ZIELE ZU SETZEN, SO BANAL SIE AUCH ERSCHEINEN MÖGEN.
SELBST DAS ERREICHEN EINES KLEINEN ZIELS KANN DIE MORAL STÄRKEN!

ANMERKUNGEN

HEUTE IST ...., DER .... (WOCHENTAG, DATUM)

HEUTE FÜHLE ICH MICH
(BITTE ANKREUZEN!):

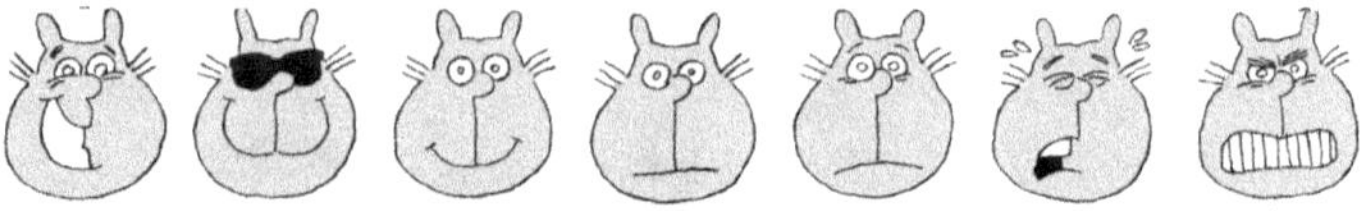

WIE WAR IHRE STIMMUNG HEUTE? MACHEN SIE SICH KEINE SORGEN, WENN SIE SICH NICHT GUT GEFÜHLT HABEN. JEDE/R VON UNS KANN MAL EINEN SCHLECHTEN TAG HABEN.

KÖRPERLICHE AKTIVITÄT: HEUTE WAR ICH...

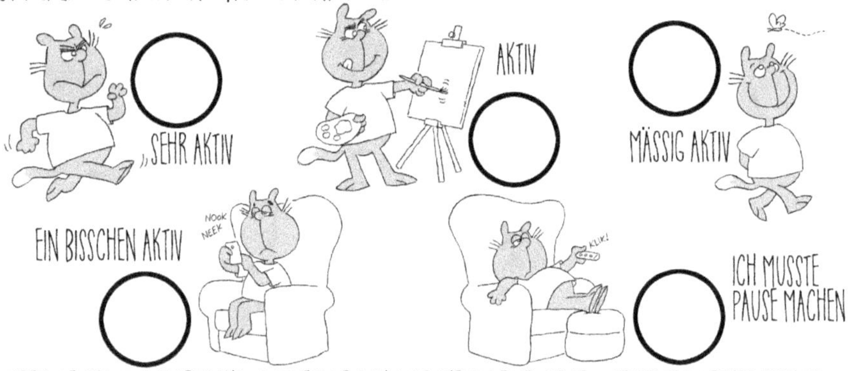

SEHR AKTIV

AKTIV

MÄSSIG AKTIV

EIN BISSCHEN AKTIV

ICH MUSSTE PAUSE MACHEN

WAREN SIE AKTIV? GUT GEMACHT! MUSSTEN SIE SICH AUSRUHEN? KEINE SORGE – GENIESSEN SIE IHRE FREIE ZEIT!

ERNÄHRUNG: WAS HABEN SIE HEUTE GEGESSEN?

FRÜHSTÜCK	
MITTAGESSEN	
ABENDESSEN	
ZWISCHENMAHLZEITEN	

MEIN TÄGLICHES ZIEL: HEUTE...

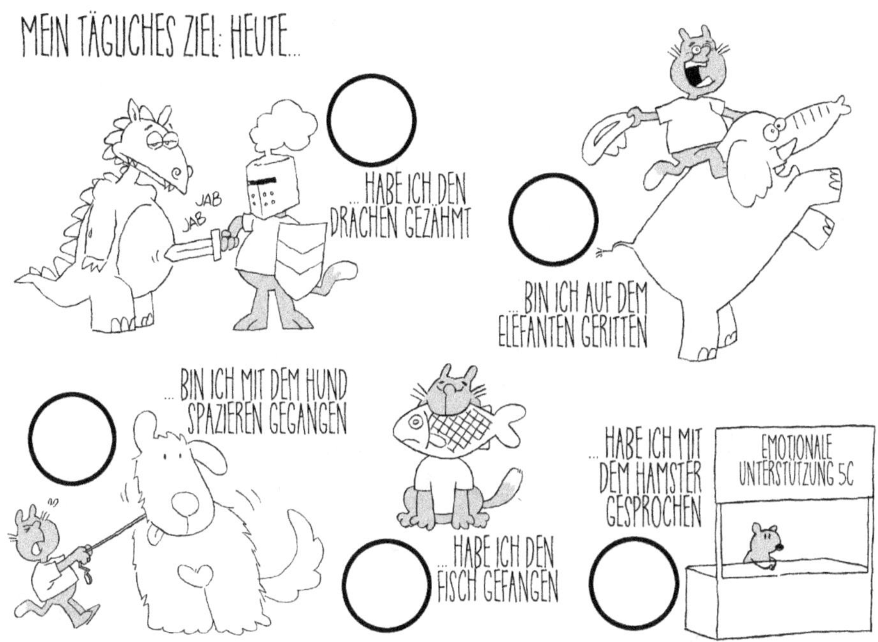

ES IST WICHTIG, SICH TÄGLICH NEUE ZIELE ZU SETZEN, SO BANAL SIE AUCH ERSCHEINEN MÖGEN.
SELBST DAS ERREICHEN EINES KLEINEN ZIELS KANN DIE MORAL STÄRKEN!

ANMERKUNGEN

HEUTE IST ...., DER .... (WOCHENTAG, DATUM)

HEUTE FÜHLE ICH MICH
(BITTE ANKREUZEN!):

WIE WAR IHRE STIMMUNG HEUTE? MACHEN SIE SICH KEINE SORGEN, WENN SIE SICH NICHT GUT GEFÜHLT HABEN. JEDE/R VON UNS KANN MAL EINEN SCHLECHTEN TAG HABEN.

KÖRPERLICHE AKTIVITÄT: HEUTE WAR ICH...

„SEHR AKTIV

AKTIV

MÄSSIG AKTIV

EIN BISSCHEN AKTIV

ICH MUSSTE PAUSE MACHEN

WAREN SIE AKTIV? GUT GEMACHT! MUSSTEN SIE SICH AUSRUHEN? KEINE SORGE – GENIESSEN SIE IHRE FREIE ZEIT!

ERNÄHRUNG: WAS HABEN SIE HEUTE GEGESSEN?

FRÜHSTÜCK	
MITTAGESSEN	
ABENDESSEN	
ZWISCHENMAHLZEITEN	

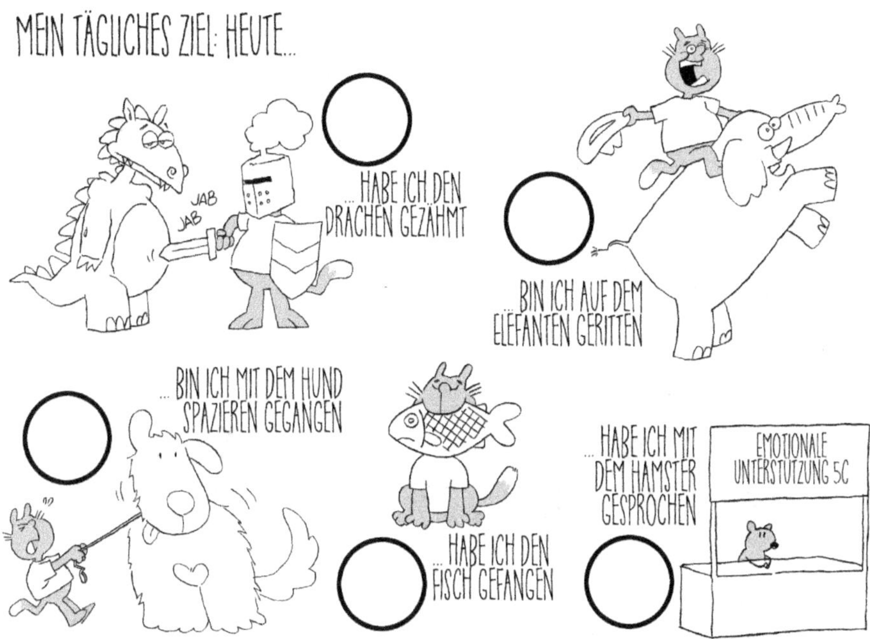

ANMERKUNGEN

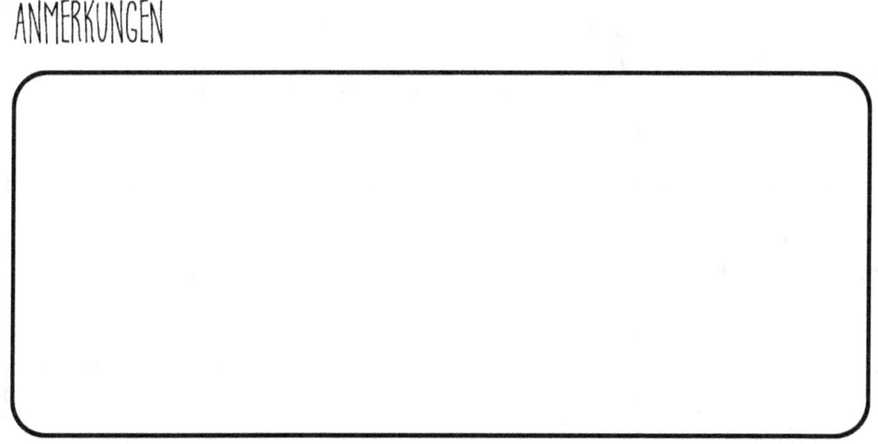

HEUTE IST........................, DER.............................(WOCHENTAG, DATUM)

HEUTE FÜHLE ICH MICH
(BITTE ANKREUZEN!):

WIE WAR IHRE STIMMUNG HEUTE? MACHEN SIE SICH KEINE SORGEN, WENN SIE SICH NICHT GUT GEFÜHLT HABEN. JEDE/R VON UNS KANN MAL EINEN SCHLECHTEN TAG HABEN.

KÖRPERLICHE AKTIVITÄT: HEUTE WAR ICH...

WAREN SIE AKTIV? GUT GEMACHT! MUSSTEN SIE SICH AUSRUHEN? KEINE SORGE – GENIESSEN SIE IHRE FREIE ZEIT!

ERNÄHRUNG: WAS HABEN SIE HEUTE GEGESSEN?

FRÜHSTÜCK	
MITTAGESSEN	
ABENDESSEN	
ZWISCHENMAHLZEITEN	

MEIN TÄGLICHES ZIEL: HEUTE...

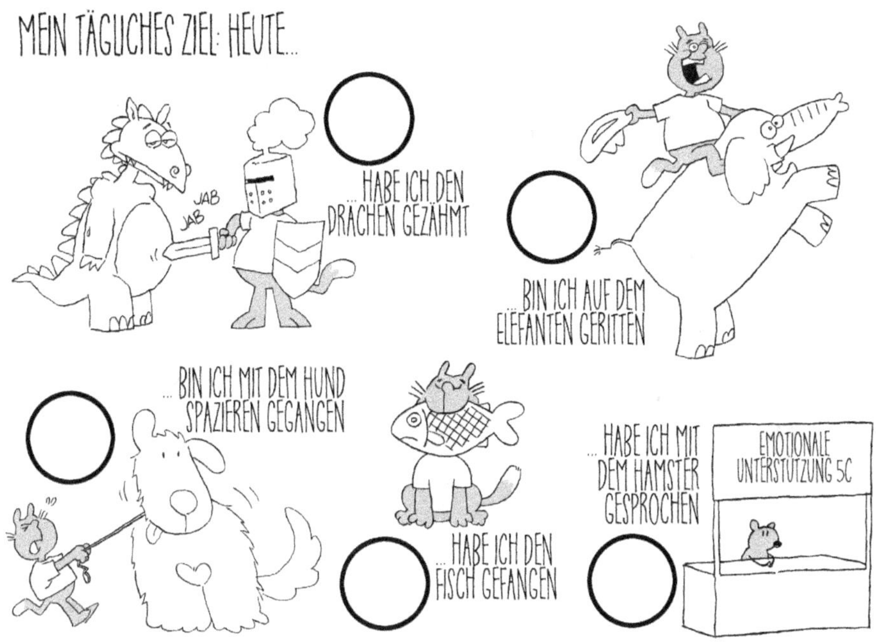

ES IST WICHTIG, SICH TÄGLICH NEUE ZIELE ZU SETZEN, SO BANAL SIE AUCH ERSCHEINEN MÖGEN. SELBST DAS ERREICHEN EINES KLEINEN ZIELS KANN DIE MORAL STÄRKEN!

ANMERKUNGEN

HEUTE IST ...., DER .... (WOCHENTAG, DATUM)

HEUTE FÜHLE ICH MICH
(BITTE ANKREUZEN!):

WIE WAR IHRE STIMMUNG HEUTE? MACHEN SIE SICH KEINE SORGEN, WENN SIE SICH NICHT GUT GEFÜHLT HABEN. JEDE/R VON UNS KANN MAL EINEN SCHLECHTEN TAG HABEN.

KÖRPERLICHE AKTIVITÄT: HEUTE WAR ICH...

„SEHR AKTIV

AKTIV

MÄSSIG AKTIV

EIN BISSCHEN AKTIV

ICH MUSSTE PAUSE MACHEN

WAREN SIE AKTIV? GUT GEMACHT! MUSSTEN SIE SICH AUSRUHEN? KEINE SORGE – GENIESSEN SIE IHRE FREIE ZEIT!

ERNÄHRUNG: WAS HABEN SIE HEUTE GEGESSEN?

FRÜHSTÜCK	
MITTAGESSEN	
ABENDESSEN	
ZWISCHENMAHLZEITEN	

MEIN TÄGLICHES ZIEL: HEUTE...

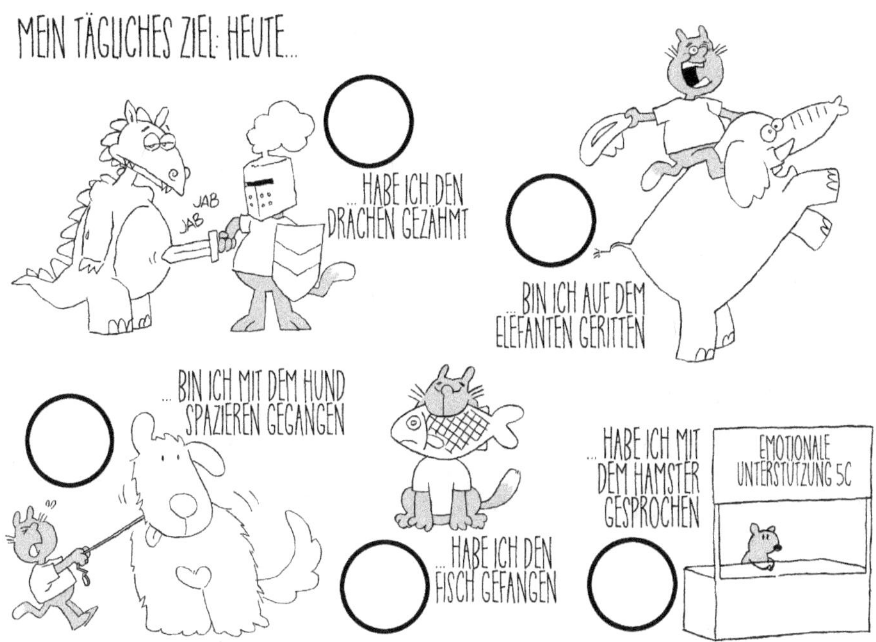

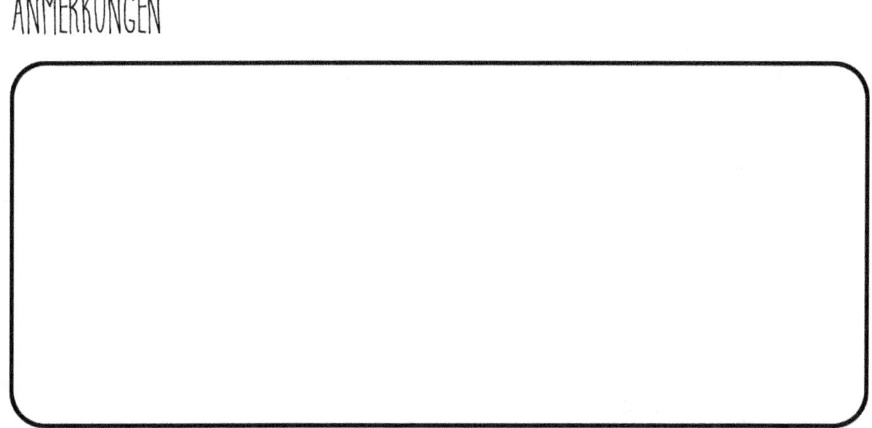

ES IST WICHTIG, SICH TÄGLICH NEUE ZIELE ZU SETZEN, SO BANAL SIE AUCH ERSCHEINEN MÖGEN.
SELBST DAS ERREICHEN EINES KLEINEN ZIELS KANN DIE MORAL STÄRKEN!

ANMERKUNGEN

HEUTE IST ...., DER ....(WOCHENTAG, DATUM)

HEUTE FÜHLE ICH MICH
(BITTE ANKREUZEN!):

WIE WAR IHRE STIMMUNG HEUTE? MACHEN SIE SICH KEINE SORGEN, WENN SIE SICH NICHT GUT GEFÜHLT HABEN.JEDE/R VON UNS KANN MAL EINEN SCHLECHTEN TAG HABEN.

KÖRPERLICHE AKTIVITÄT: HEUTE WAR ICH...

SEHR AKTIV

AKTIV

MÄSSIG AKTIV

EIN BISSCHEN AKTIV

ICH MUSSTE PAUSE MACHEN

WAREN SIE AKTIV? GUT GEMACHT! MUSSTEN SIE SICH AUSRUHEN? KEINE SORGE – GENIESSEN SIE IHRE FREIE ZEIT!

ERNÄHRUNG: WAS HABEN SIE HEUTE GEGESSEN?

FRÜHSTÜCK	
MITTAGESSEN	
ABENDESSEN	
ZWISCHENMAHLZEITEN	

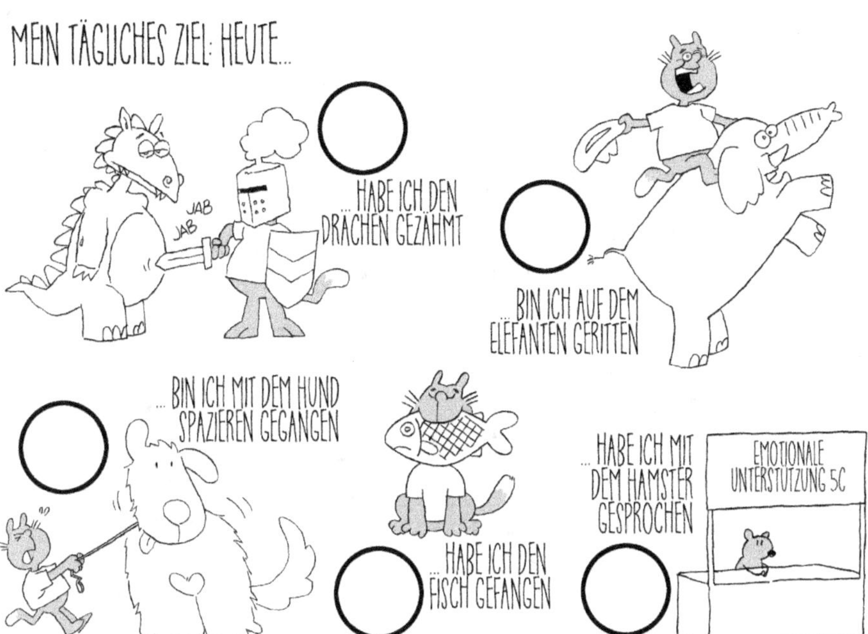

ES IST WICHTIG, SICH TÄGLICH NEUE ZIELE ZU SETZEN, SO BANAL SIE AUCH ERSCHEINEN MÖGEN.
SELBST DAS ERREICHEN EINES KLEINEN ZIELS KANN DIE MORAL STÄRKEN!

ANMERKUNGEN

HEUTE IST................., DER..........................(WOCHENTAG, DATUM)

HEUTE FÜHLE ICH MICH
(BITTE ANKREUZEN!):

WIE WAR IHRE STIMMUNG HEUTE? MACHEN SIE SICH KEINE SORGEN, WENN SIE SICH NICHT GUT GEFÜHLT HABEN. JEDE/R VON UNS KANN MAL EINEN SCHLECHTEN TAG HABEN.

KÖRPERLICHE AKTIVITÄT: HEUTE WAR ICH...

SEHR AKTIV

AKTIV

MÄSSIG AKTIV

EIN BISSCHEN AKTIV

ICH MUSSTE PAUSE MACHEN

WAREN SIE AKTIV? GUT GEMACHT! MUSSTEN SIE SICH AUSRUHEN? KEINE SORGE – GENIESSEN SIE IHRE FREIE ZEIT!

ERNÄHRUNG: WAS HABEN SIE HEUTE GEGESSEN?

FRÜHSTÜCK	
MITTAGESSEN	
ABENDESSEN	
ZWISCHENMAHLZEITEN	

MEIN TÄGLICHES ZIEL: HEUTE...

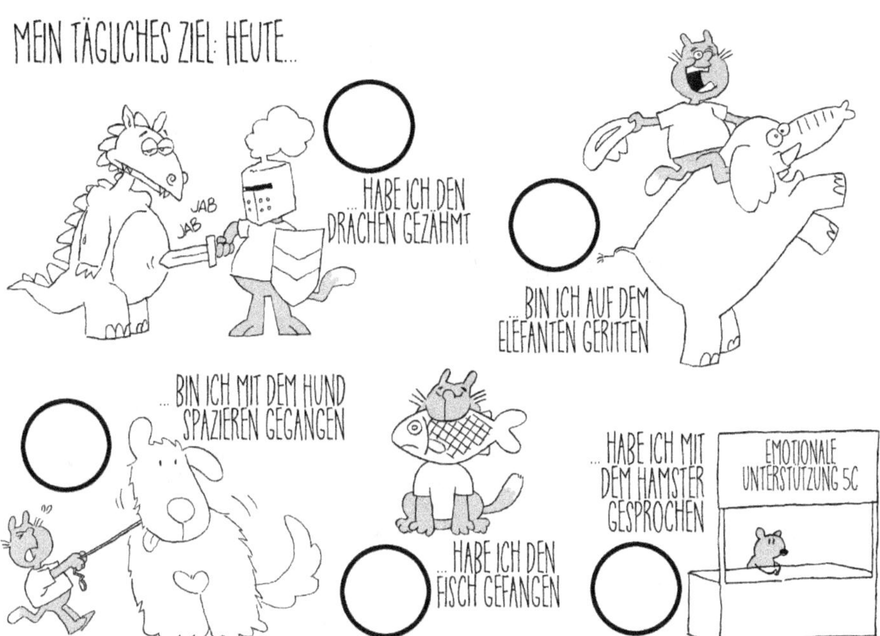

ES IST WICHTIG, SICH TÄGLICH NEUE ZIELE ZU SETZEN, SO BANAL SIE AUCH ERSCHEINEN MÖGEN. SELBST DAS ERREICHEN EINES KLEINEN ZIELS KANN DIE MORAL STÄRKEN!

ANMERKUNGEN

HEUTE IST ...., DER ....(WOCHENTAG, DATUM)

HEUTE FÜHLE ICH MICH
(BITTE ANKREUZEN!):

WIE WAR IHRE STIMMUNG HEUTE? MACHEN SIE SICH KEINE SORGEN, WENN SIE SICH NICHT GUT GEFÜHLT HABEN. JEDE/R VON UNS KANN MAL EINEN SCHLECHTEN TAG HABEN.

KÖRPERLICHE AKTIVITÄT: HEUTE WAR ICH...

SEHR AKTIV

AKTIV

MÄSSIG AKTIV

EIN BISSCHEN AKTIV

ICH MUSSTE PAUSE MACHEN

WAREN SIE AKTIV? GUT GEMACHT! MUSSTEN SIE SICH AUSRUHEN? KEINE SORGE – GENIESSEN SIE IHRE FREIE ZEIT!

ERNÄHRUNG: WAS HABEN SIE HEUTE GEGESSEN?

FRÜHSTÜCK	
MITTAGESSEN	
ABENDESSEN	
ZWISCHENMAHLZEITEN	

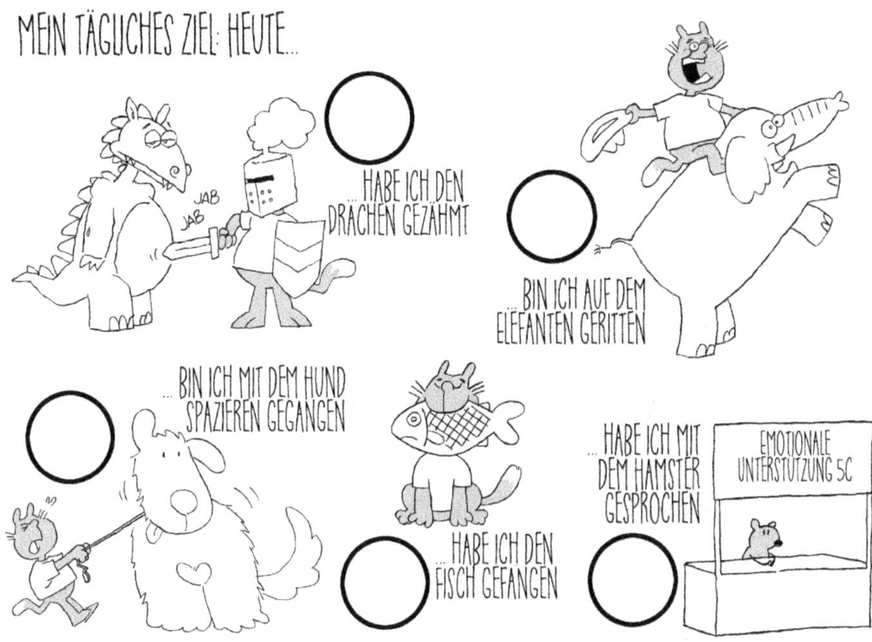

ES IST WICHTIG, SICH TÄGLICH NEUE ZIELE ZU SETZEN, SO BANAL SIE AUCH ERSCHEINEN MÖGEN.
SELBST DAS ERREICHEN EINES KLEINEN ZIELS KANN DIE MORAL STÄRKEN!

ANMERKUNGEN

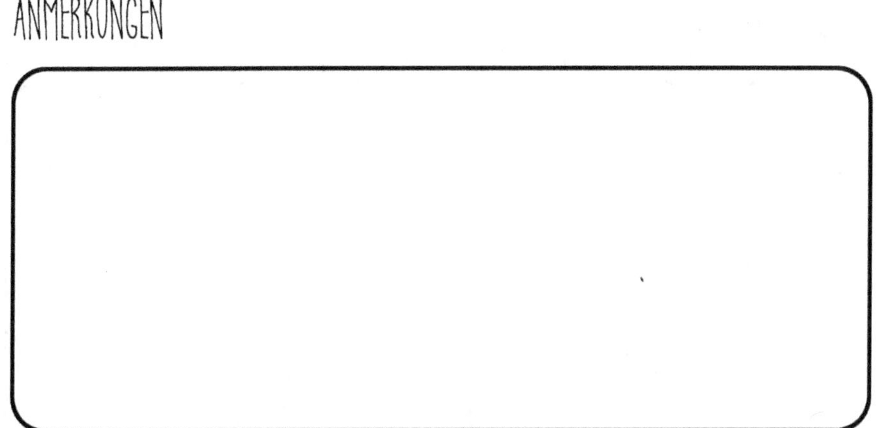

HEUTE IST ...., DER ....(WOCHENTAG, DATUM)

HEUTE FÜHLE ICH MICH
(BITTE ANKREUZEN!):

WIE WAR IHRE STIMMUNG HEUTE? MACHEN SIE SICH KEINE SORGEN, WENN SIE SICH NICHT GUT GEFÜHLT HABEN. JEDE/R VON UNS KANN MAL EINEN SCHLECHTEN TAG HABEN.

KÖRPERLICHE AKTIVITÄT: HEUTE WAR ICH...

SEHR AKTIV

AKTIV

MÄSSIG AKTIV

EIN BISSCHEN AKTIV

ICH MUSSTE PAUSE MACHEN

WAREN SIE AKTIV? GUT GEMACHT! MUSSTEN SIE SICH AUSRUHEN? KEINE SORGE – GENIESSEN SIE IHRE FREIE ZEIT!

ERNÄHRUNG: WAS HABEN SIE HEUTE GEGESSEN?

FRÜHSTÜCK	
MITTAGESSEN	
ABENDESSEN	
ZWISCHENMAHLZEITEN	

MEIN TÄGLICHES ZIEL: HEUTE...

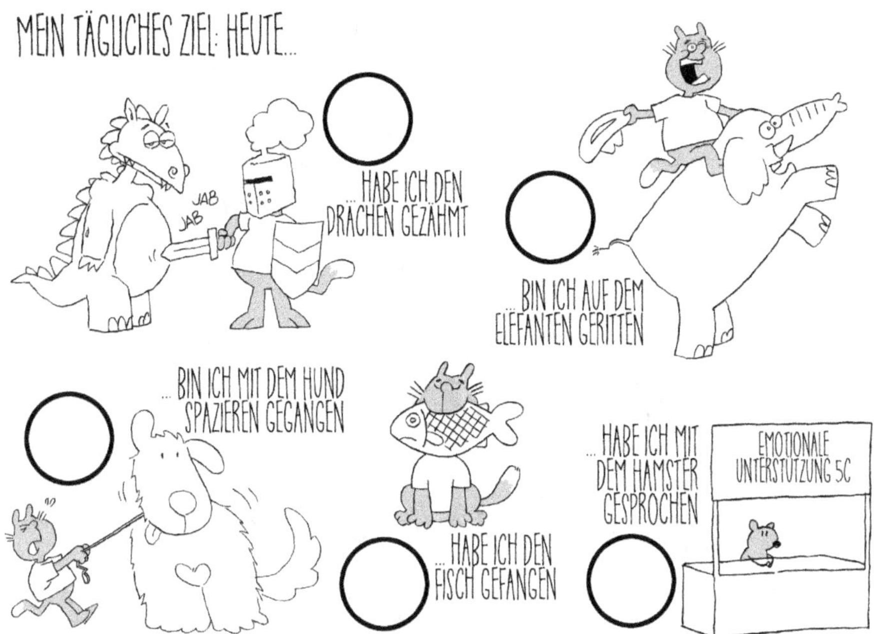

ES IST WICHTIG, SICH TÄGLICH NEUE ZIELE ZU SETZEN, SO BANAL SIE AUCH ERSCHEINEN MÖGEN.
SELBST DAS ERREICHEN EINES KLEINEN ZIELS KANN DIE MORAL STÄRKEN!

ANMERKUNGEN

HEUTE IST ...., DER .... (WOCHENTAG, DATUM)

HEUTE FÜHLE ICH MICH
(BITTE ANKREUZEN!):

WIE WAR IHRE STIMMUNG HEUTE? MACHEN SIE SICH KEINE SORGEN, WENN SIE SICH NICHT GUT GEFÜHLT HABEN. JEDE/R VON UNS KANN MAL EINEN SCHLECHTEN TAG HABEN.

KÖRPERLICHE AKTIVITÄT: HEUTE WAR ICH...

"SEHR AKTIV

AKTIV

MÄSSIG AKTIV

EIN BISSCHEN AKTIV

ICH MUSSTE
PAUSE MACHEN

WAREN SIE AKTIV? GUT GEMACHT! MUSSTEN SIE SICH AUSRUHEN? KEINE SORGE – GENIESSEN SIE IHRE FREIE ZEIT!

ERNÄHRUNG: WAS HABEN SIE HEUTE GEGESSEN?

FRÜHSTÜCK	
MITTAGESSEN	
ABENDESSEN	
ZWISCHENMAHLZEITEN	

MEIN TÄGLICHES ZIEL: HEUTE...

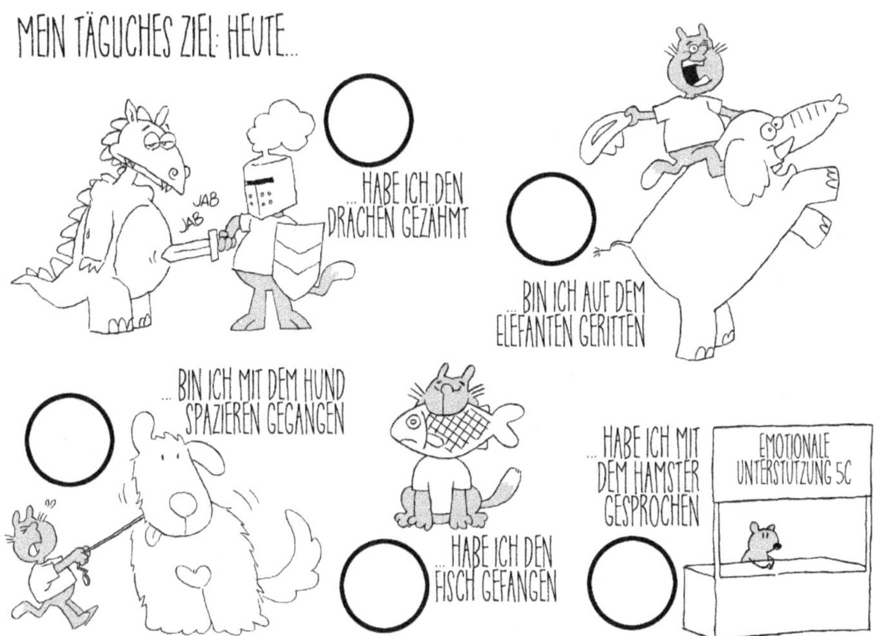

ES IST WICHTIG, SICH TÄGLICH NEUE ZIELE ZU SETZEN, SO BANAL SIE AUCH ERSCHEINEN MÖGEN.
SELBST DAS ERREICHEN EINES KLEINEN ZIELS KANN DIE MORAL STÄRKEN!

ANMERKUNGEN

HEUTE IST........................, DER..............................(WOCHENTAG, DATUM)

HEUTE FÜHLE ICH MICH
(BITTE ANKREUZEN!)

WIE WAR IHRE STIMMUNG HEUTE? MACHEN SIE SICH KEINE SORGEN, WENN SIE SICH NICHT GUT GEFÜHLT HABEN. JEDE/R VON UNS KANN MAL EINEN SCHLECHTEN TAG HABEN.

KÖRPERLICHE AKTIVITÄT: HEUTE WAR ICH...

„SEHR AKTIV

AKTIV

MÄSSIG AKTIV

EIN BISSCHEN AKTIV

ICH MUSSTE PAUSE MACHEN

WAREN SIE AKTIV? GUT GEMACHT! MUSSTEN SIE SICH AUSRUHEN? KEINE SORGE – GENIESSEN SIE IHRE FREIE ZEIT!

ERNÄHRUNG: WAS HABEN SIE HEUTE GEGESSEN?

FRÜHSTÜCK	
MITTAGESSEN	
ABENDESSEN	
ZWISCHENMAHLZEITEN	

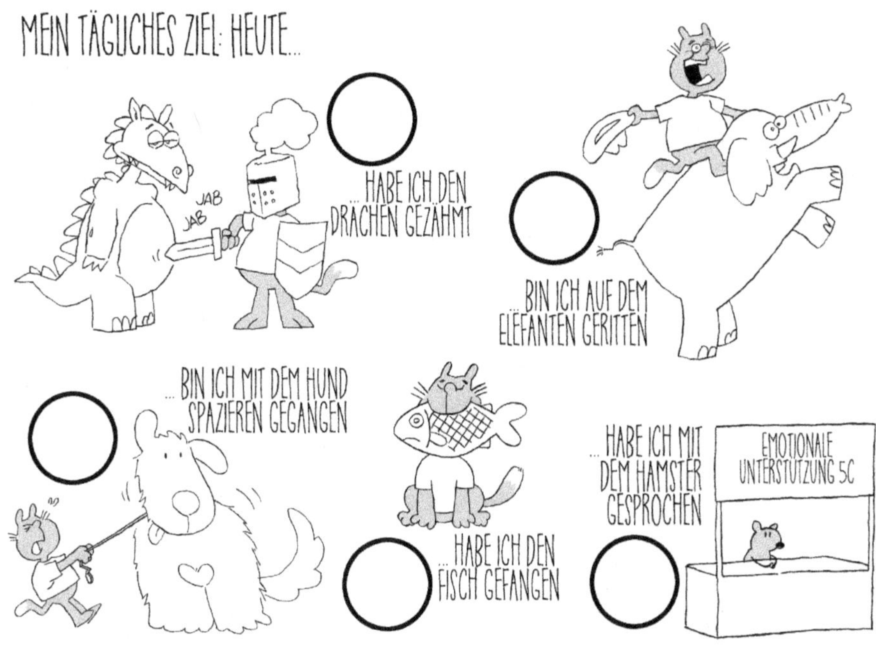

ANMERKUNGEN

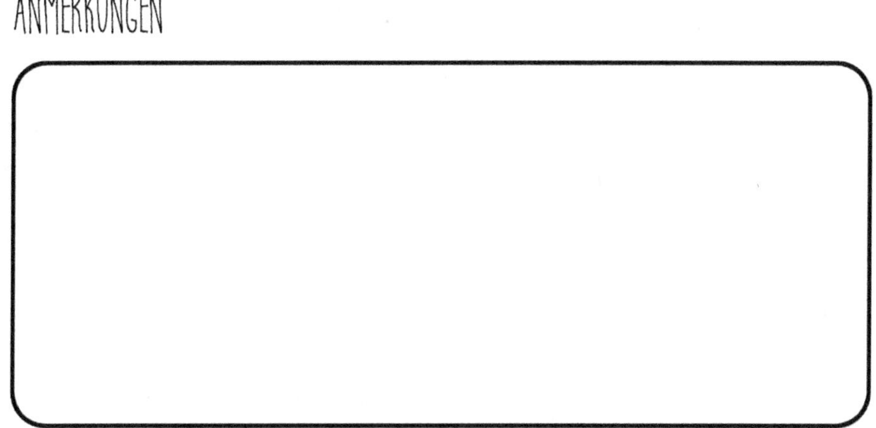

HEUTE IST ...., DER ....(WOCHENTAG, DATUM)

HEUTE FÜHLE ICH MICH
(BITTE ANKREUZEN!):

WIE WAR IHRE STIMMUNG HEUTE? MACHEN SIE SICH KEINE SORGEN, WENN SIE SICH NICHT GUT GEFÜHLT HABEN.JEDE/R VON UNS KANN MAL EINEN SCHLECHTEN TAG HABEN.

KÖRPERLICHE AKTIVITÄT: HEUTE WAR ICH...

SEHR AKTIV

AKTIV

MÄSSIG AKTIV

EIN BISSCHEN AKTIV

ICH MUSSTE PAUSE MACHEN

WAREN SIE AKTIV? GUT GEMACHT! MUSSTEN SIE SICH AUSRUHEN? KEINE SORGE – GENIESSEN SIE IHRE FREIE ZEIT!

ERNÄHRUNG: WAS HABEN SIE HEUTE GEGESSEN?

FRÜHSTÜCK	
MITTAGESSEN	
ABENDESSEN	
ZWISCHENMAHLZEITEN	

MEIN TÄGLICHES ZIEL: HEUTE...

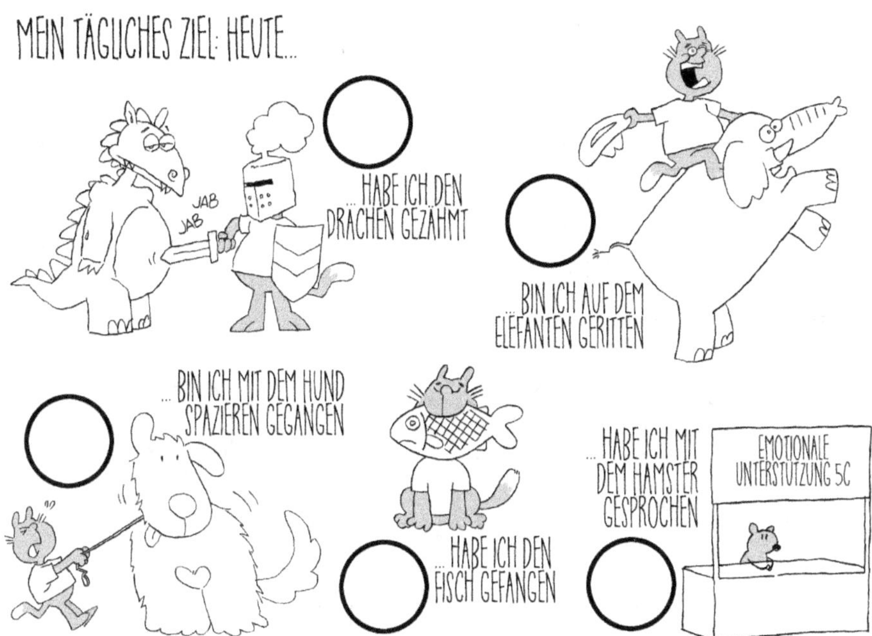

ES IST WICHTIG, SICH TÄGLICH NEUE ZIELE ZU SETZEN, SO BANAL SIE AUCH ERSCHEINEN MÖGEN.
SELBST DAS ERREICHEN EINES KLEINEN ZIELS KANN DIE MORAL STÄRKEN!

ANMERKUNGEN

HEUTE IST ...., DER .... (WOCHENTAG, DATUM)

HEUTE FÜHLE ICH MICH
(BITTE ANKREUZEN!):

WIE WAR IHRE STIMMUNG HEUTE? MACHEN SIE SICH KEINE SORGEN, WENN SIE SICH NICHT GUT GEFÜHLT HABEN. JEDE/R VON UNS KANN MAL EINEN SCHLECHTEN TAG HABEN.

KÖRPERLICHE AKTIVITÄT: HEUTE WAR ICH...

„SEHR AKTIV

AKTIV

MÄSSIG AKTIV

EIN BISSCHEN AKTIV

ICH MUSSTE PAUSE MACHEN

WAREN SIE AKTIV? GUT GEMACHT! MUSSTEN SIE SICH AUSRUHEN? KEINE SORGE – GENIESSEN SIE IHRE FREIE ZEIT!

ERNÄHRUNG: WAS HABEN SIE HEUTE GEGESSEN?

FRÜHSTÜCK	
MITTAGESSEN	
ABENDESSEN	
ZWISCHENMAHLZEITEN	

MEIN TÄGLICHES ZIEL: HEUTE...

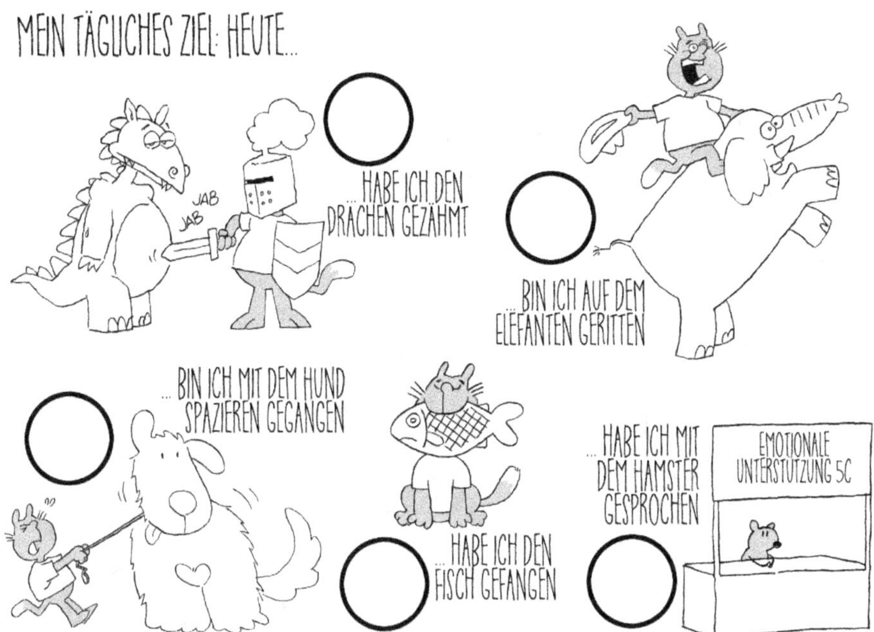

ES IST WICHTIG, SICH TÄGLICH NEUE ZIELE ZU SETZEN, SO BANAL SIE AUCH ERSCHEINEN MÖGEN.
SELBST DAS ERREICHEN EINES KLEINEN ZIELS KANN DIE MORAL STÄRKEN!

ANMERKUNGEN

HEUTE IST ...., DER .... (WOCHENTAG, DATUM)

HEUTE FÜHLE ICH MICH
(BITTE ANKREUZEN!):

WIE WAR IHRE STIMMUNG HEUTE? MACHEN SIE SICH KEINE SORGEN, WENN SIE SICH NICHT GUT GEFÜHLT HABEN. JEDE/R VON UNS KANN MAL EINEN SCHLECHTEN TAG HABEN.

KÖRPERLICHE AKTIVITÄT: HEUTE WAR ICH...

SEHR AKTIV

AKTIV

MÄSSIG AKTIV

EIN BISSCHEN AKTIV

ICH MUSSTE PAUSE MACHEN

WAREN SIE AKTIV? GUT GEMACHT! MUSSTEN SIE SICH AUSRUHEN? KEINE SORGE – GENIESSEN SIE IHRE FREIE ZEIT!

ERNÄHRUNG: WAS HABEN SIE HEUTE GEGESSEN?

FRÜHSTÜCK	
MITTAGESSEN	
ABENDESSEN	
ZWISCHENMAHLZEITEN	

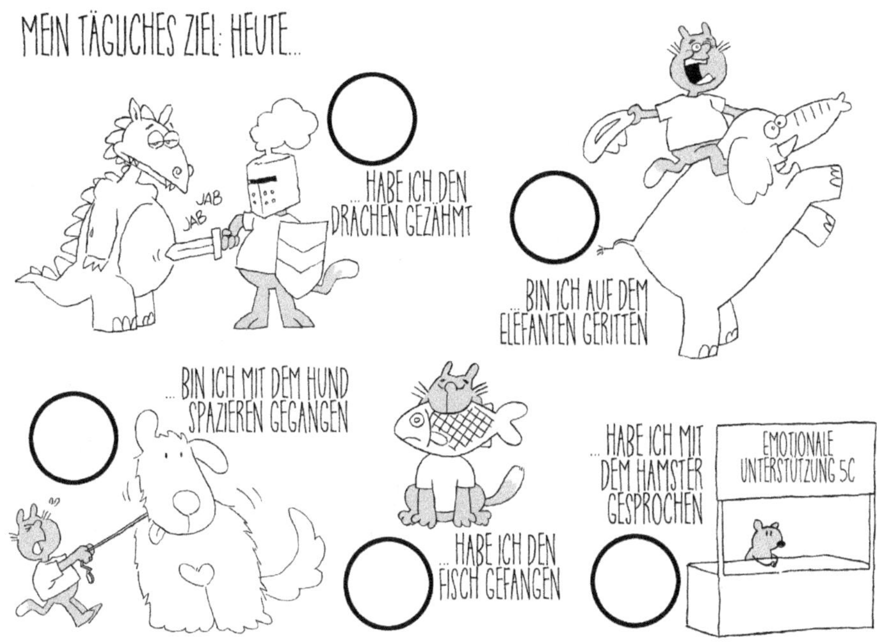

ES IST WICHTIG, SICH TÄGLICH NEUE ZIELE ZU SETZEN, SO BANAL SIE AUCH ERSCHEINEN MÖGEN. SELBST DAS ERREICHEN EINES KLEINEN ZIELS KANN DIE MORAL STÄRKEN!

ANMERKUNGEN

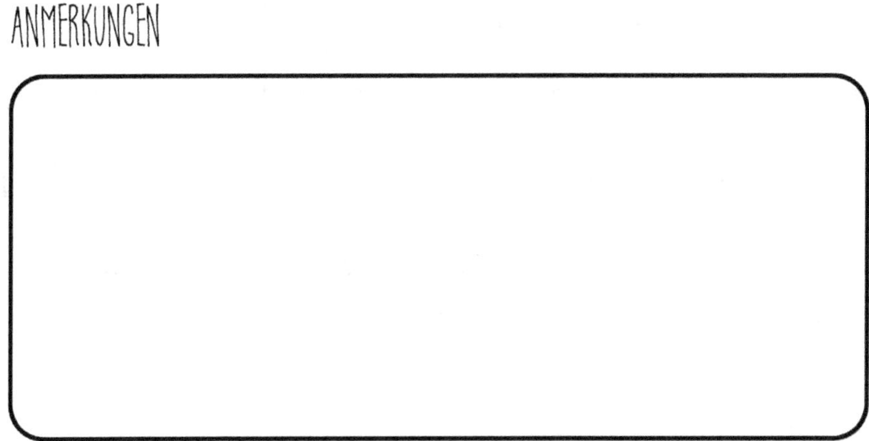

HEUTE IST ...., DER .... (WOCHENTAG, DATUM)

HEUTE FÜHLE ICH MICH
(BITTE ANKREUZEN!):

WIE WAR IHRE STIMMUNG HEUTE? MACHEN SIE SICH KEINE SORGEN, WENN SIE SICH NICHT GUT GEFÜHLT HABEN. JEDE/R VON UNS KANN MAL EINEN SCHLECHTEN TAG HABEN.

KÖRPERLICHE AKTIVITÄT: HEUTE WAR ICH...

SEHR AKTIV

AKTIV

MÄSSIG AKTIV

EIN BISSCHEN AKTIV

ICH MUSSTE
PAUSE MACHEN

WAREN SIE AKTIV? GUT GEMACHT! MUSSTEN SIE SICH AUSRUHEN? KEINE SORGE – GENIESSEN SIE IHRE FREIE ZEIT!

ERNÄHRUNG: WAS HABEN SIE HEUTE GEGESSEN?

FRÜHSTÜCK	
MITTAGESSEN	
ABENDESSEN	
ZWISCHENMAHLZEITEN	

MEIN TÄGLICHES ZIEL: HEUTE...

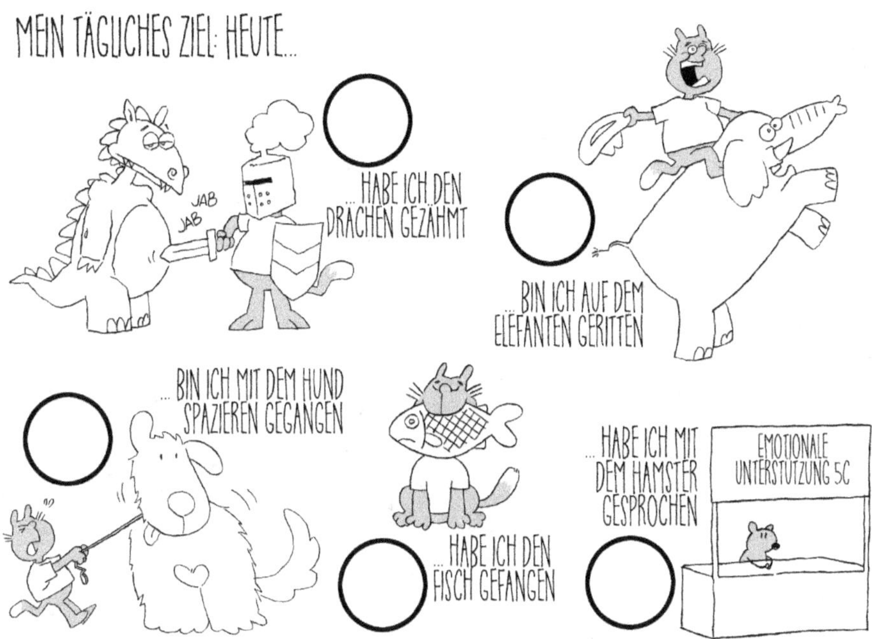

ES IST WICHTIG, SICH TÄGLICH NEUE ZIELE ZU SETZEN, SO BANAL SIE AUCH ERSCHEINEN MÖGEN.
SELBST DAS ERREICHEN EINES KLEINEN ZIELS KANN DIE MORAL STÄRKEN!

ANMERKUNGEN

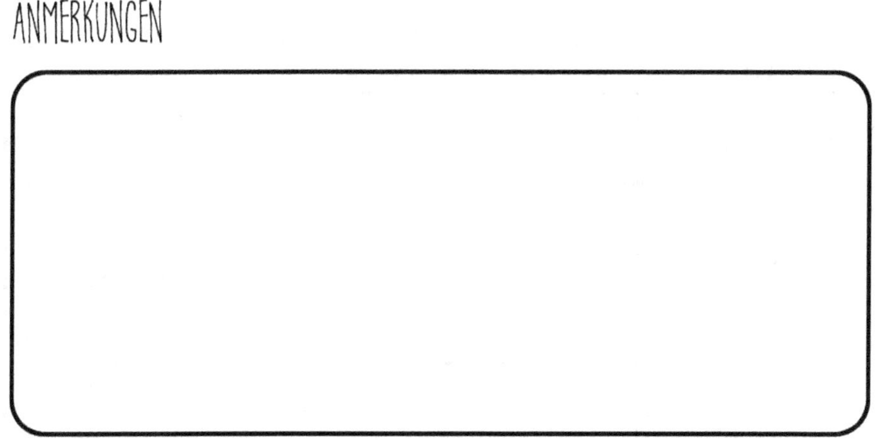

HEUTE IST ...., DER .... (WOCHENTAG, DATUM)

HEUTE FÜHLE ICH MICH
(BITTE ANKREUZEN):

WIE WAR IHRE STIMMUNG HEUTE? MACHEN SIE SICH KEINE SORGEN, WENN SIE SICH NICHT GUT GEFÜHLT HABEN. JEDE/R VON UNS KANN MAL EINEN SCHLECHTEN TAG HABEN.

KÖRPERLICHE AKTIVITÄT: HEUTE WAR ICH...

SEHR AKTIV

AKTIV

MÄSSIG AKTIV

EIN BISSCHEN AKTIV

ICH MUSSTE PAUSE MACHEN

WAREN SIE AKTIV? GUT GEMACHT! MUSSTEN SIE SICH AUSRUHEN? KEINE SORGE – GENIESSEN SIE IHRE FREIE ZEIT!

ERNÄHRUNG: WAS HABEN SIE HEUTE GEGESSEN?

FRÜHSTÜCK	
MITTAGESSEN	
ABENDESSEN	
ZWISCHENMAHLZEITEN	

MEIN TÄGLICHES ZIEL: HEUTE...

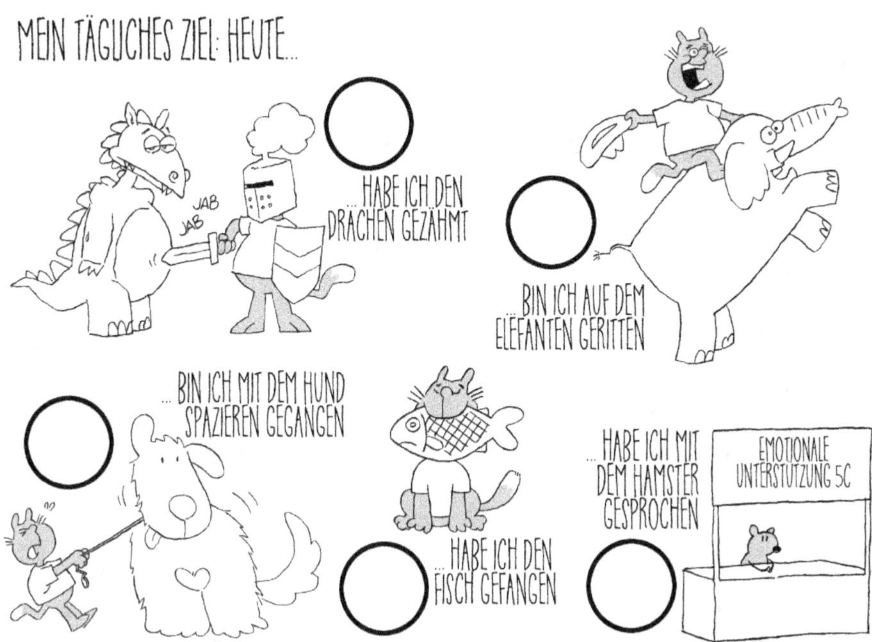

ES IST WICHTIG, SICH TÄGLICH NEUE ZIELE ZU SETZEN, SO BANAL SIE AUCH ERSCHEINEN MÖGEN. SELBST DAS ERREICHEN EINES KLEINEN ZIELS KANN DIE MORAL STÄRKEN!

ANMERKUNGEN

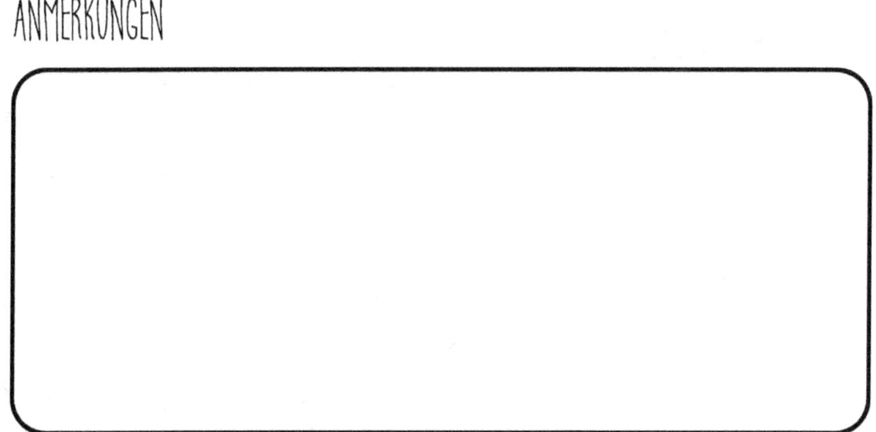

HEUTE IST ...., DER .... (WOCHENTAG, DATUM)

HEUTE FÜHLE ICH MICH
(BITTE ANKREUZEN!)

WIE WAR IHRE STIMMUNG HEUTE? MACHEN SIE SICH KEINE SORGEN, WENN SIE SICH NICHT GUT GEFÜHLT HABEN. JEDE/R VON UNS KANN MAL EINEN SCHLECHTEN TAG HABEN.

KÖRPERLICHE AKTIVITÄT: HEUTE WAR ICH...

WAREN SIE AKTIV? GUT GEMACHT! MUSSTEN SIE SICH AUSRUHEN? KEINE SORGE – GENIESSEN SIE IHRE FREIE ZEIT!

ERNÄHRUNG: WAS HABEN SIE HEUTE GEGESSEN?

FRÜHSTÜCK	
MITTAGESSEN	
ABENDESSEN	
ZWISCHENMAHLZEITEN	

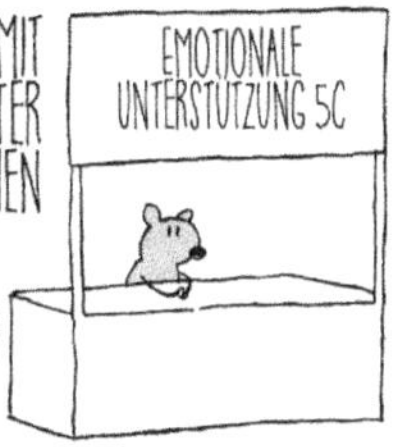

ES IST WICHTIG, SICH TÄGLICH NEUE ZIELE ZU SETZEN, SO BANAL SIE AUCH ERSCHEINEN MÖGEN.
SELBST DAS ERREICHEN EINES KLEINEN ZIELS KANN DIE MORAL STÄRKEN!

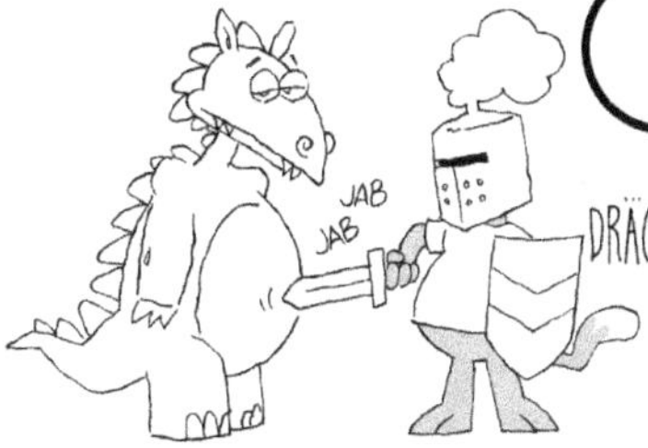

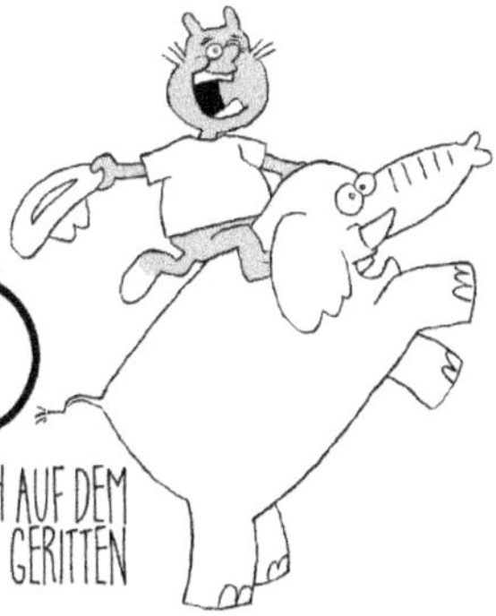

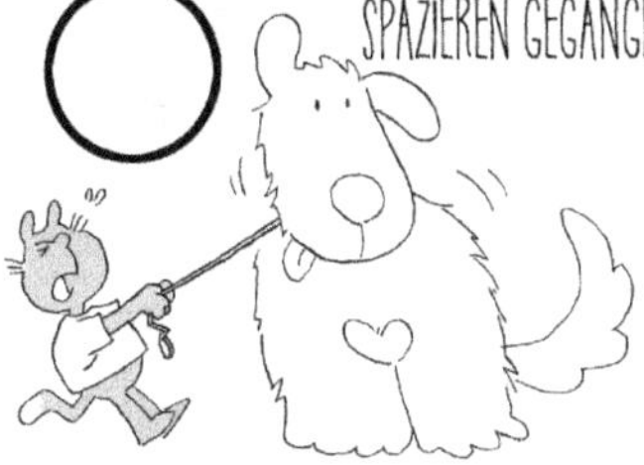

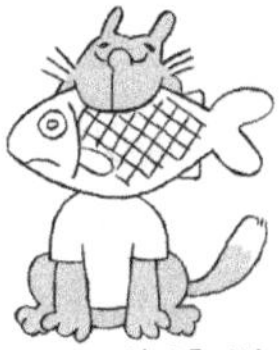

ANMERKUNGEN

HEUTE IST ...., DER ....(WOCHENTAG, DATUM)

HEUTE FÜHLE ICH MICH
(BITTE ANKREUZEN!):

WIE WAR IHRE STIMMUNG HEUTE? MACHEN SIE SICH KEINE SORGEN, WENN SIE SICH NICHT GUT GEFÜHLT HABEN. JEDE/R VON UNS KANN MAL EINEN SCHLECHTEN TAG HABEN.

KÖRPERLICHE AKTIVITÄT: HEUTE WAR ICH...

„SEHR AKTIV

AKTIV

MÄSSIG AKTIV

EIN BISSCHEN AKTIV

ICH MUSSTE
PAUSE MACHEN

WAREN SIE AKTIV? GUT GEMACHT! MUSSTEN SIE SICH AUSRUHEN? KEINE SORGE – GENIESSEN SIE IHRE FREIE ZEIT!

ERNÄHRUNG: WAS HABEN SIE HEUTE GEGESSEN?

FRÜHSTÜCK	
MITTAGESSEN	
ABENDESSEN	
ZWISCHENMAHLZEITEN	

MEIN TÄGLICHES ZIEL: HEUTE...

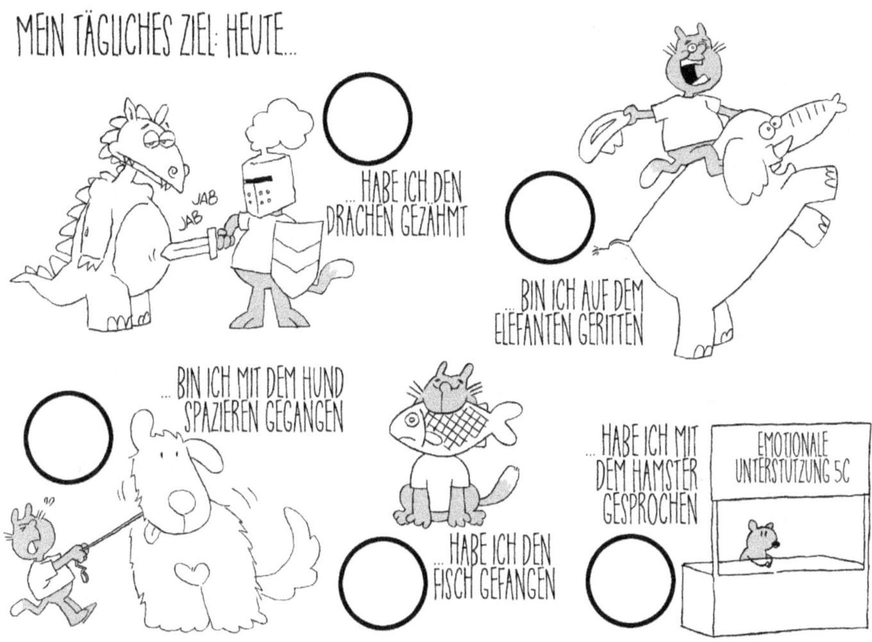

ES IST WICHTIG, SICH TÄGLICH NEUE ZIELE ZU SETZEN, SO BANAL SIE AUCH ERSCHEINEN MÖGEN. SELBST DAS ERREICHEN EINES KLEINEN ZIELS KANN DIE MORAL STÄRKEN!

ANMERKUNGEN

HEUTE IST ...., DER .... (WOCHENTAG, DATUM)

HEUTE FÜHLE ICH MICH
(BITTE ANKREUZEN):

WIE WAR IHRE STIMMUNG HEUTE? MACHEN SIE SICH KEINE SORGEN, WENN SIE SICH NICHT GUT GEFÜHLT HABEN. JEDE/R VON UNS KANN MAL EINEN SCHLECHTEN TAG HABEN.

KÖRPERLICHE AKTIVITÄT: HEUTE WAR ICH...

„SEHR AKTIV

AKTIV

MÄSSIG AKTIV

EIN BISSCHEN AKTIV

ICH MUSSTE PAUSE MACHEN

WAREN SIE AKTIV? GUT GEMACHT! MUSSTEN SIE SICH AUSRUHEN? KEINE SORGE – GENIESSEN SIE IHRE FREIE ZEIT!

ERNÄHRUNG: WAS HABEN SIE HEUTE GEGESSEN?

FRÜHSTÜCK	
MITTAGESSEN	
ABENDESSEN	
ZWISCHENMAHLZEITEN	

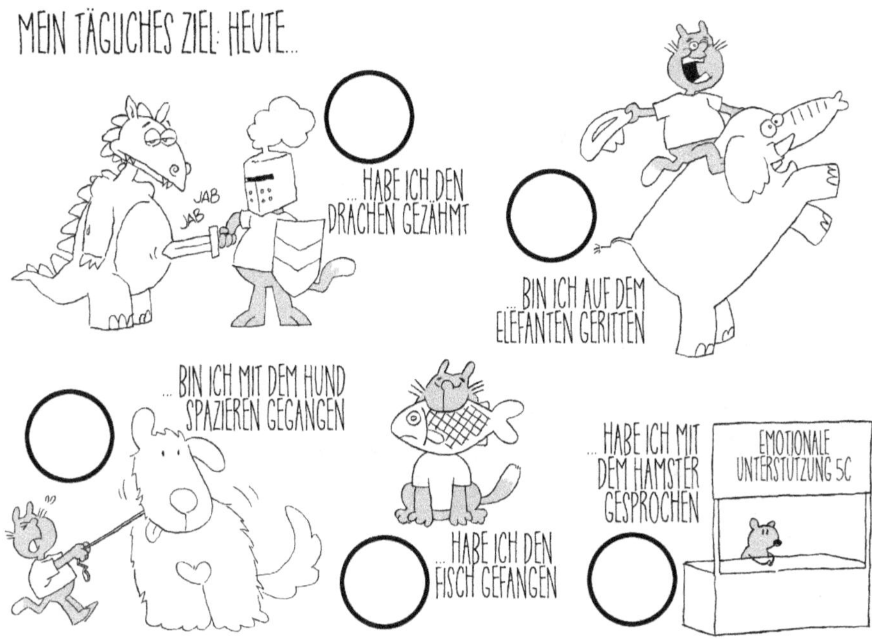

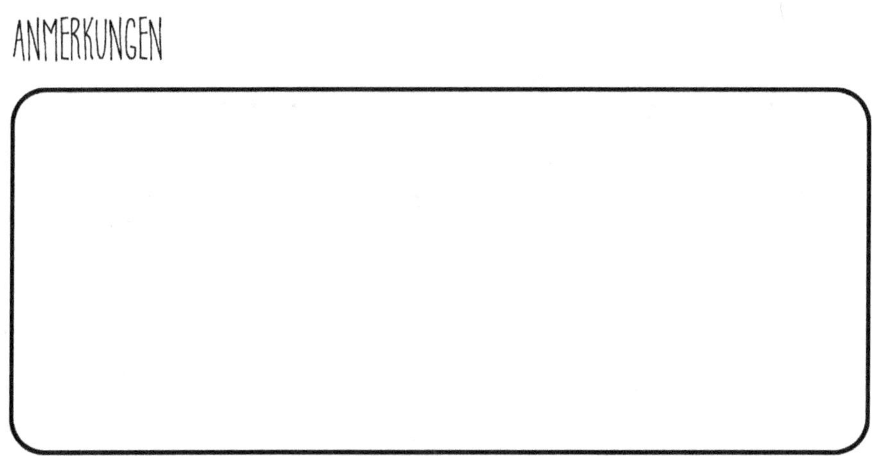

ES IST WICHTIG, SICH TÄGLICH NEUE ZIELE ZU SETZEN, SO BANAL SIE AUCH ERSCHEINEN MÖGEN. SELBST DAS ERREICHEN EINES KLEINEN ZIELS KANN DIE MORAL STÄRKEN!

ANMERKUNGEN

HEUTE IST ...., DER ....(WOCHENTAG, DATUM)

HEUTE FÜHLE ICH MICH
(BITTE ANKREUZEN!):

WIE WAR IHRE STIMMUNG HEUTE? MACHEN SIE SICH KEINE SORGEN, WENN SIE SICH NICHT GUT GEFÜHLT HABEN. JEDE/R VON UNS KANN MAL EINEN SCHLECHTEN TAG HABEN.

KÖRPERLICHE AKTIVITÄT: HEUTE WAR ICH...

WAREN SIE AKTIV? GUT GEMACHT! MUSSTEN SIE SICH AUSRUHEN? KEINE SORGE – GENIESSEN SIE IHRE FREIE ZEIT!

ERNÄHRUNG: WAS HABEN SIE HEUTE GEGESSEN?

FRÜHSTÜCK	
MITTAGESSEN	
ABENDESSEN	
ZWISCHENMAHLZEITEN	

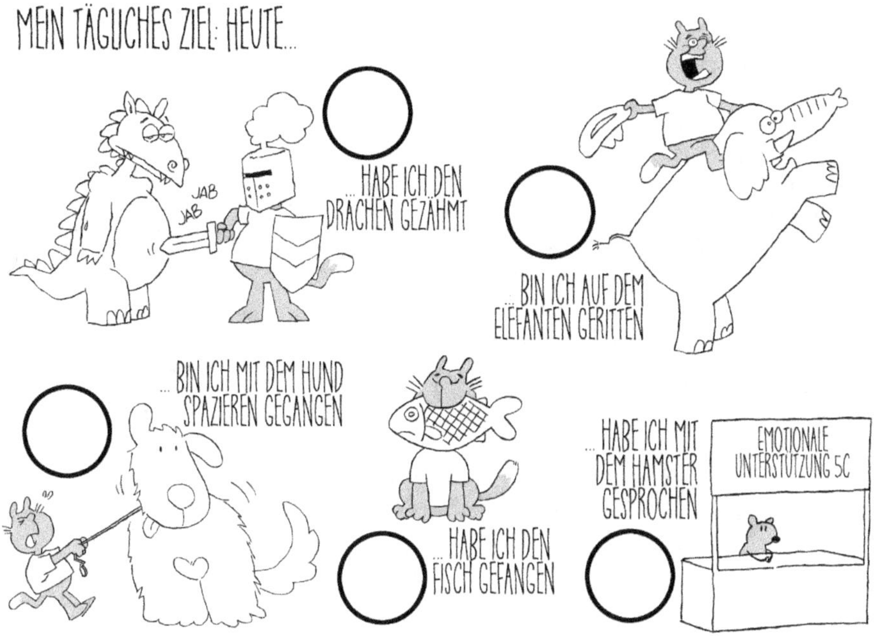

ES IST WICHTIG, SICH TÄGLICH NEUE ZIELE ZU SETZEN, SO BANAL SIE AUCH ERSCHEINEN MÖGEN. SELBST DAS ERREICHEN EINES KLEINEN ZIELS KANN DIE MORAL STÄRKEN!

ANMERKUNGEN

HEUTE IST ...., DER .... (WOCHENTAG, DATUM)

HEUTE FÜHLE ICH MICH
(BITTE ANKREUZEN!):

WIE WAR IHRE STIMMUNG HEUTE? MACHEN SIE SICH KEINE SORGEN, WENN SIE SICH NICHT GUT GEFÜHLT HABEN. JEDE/R VON UNS KANN MAL EINEN SCHLECHTEN TAG HABEN.

KÖRPERLICHE AKTIVITÄT: HEUTE WAR ICH...

SEHR AKTIV

AKTIV

MÄSSIG AKTIV

EIN BISSCHEN AKTIV

ICH MUSSTE PAUSE MACHEN

WAREN SIE AKTIV? GUT GEMACHT! MUSSTEN SIE SICH AUSRUHEN? KEINE SORGE – GENIESSEN SIE IHRE FREIE ZEIT!

ERNÄHRUNG: WAS HABEN SIE HEUTE GEGESSEN?

FRÜHSTÜCK	
MITTAGESSEN	
ABENDESSEN	
ZWISCHENMAHLZEITEN	

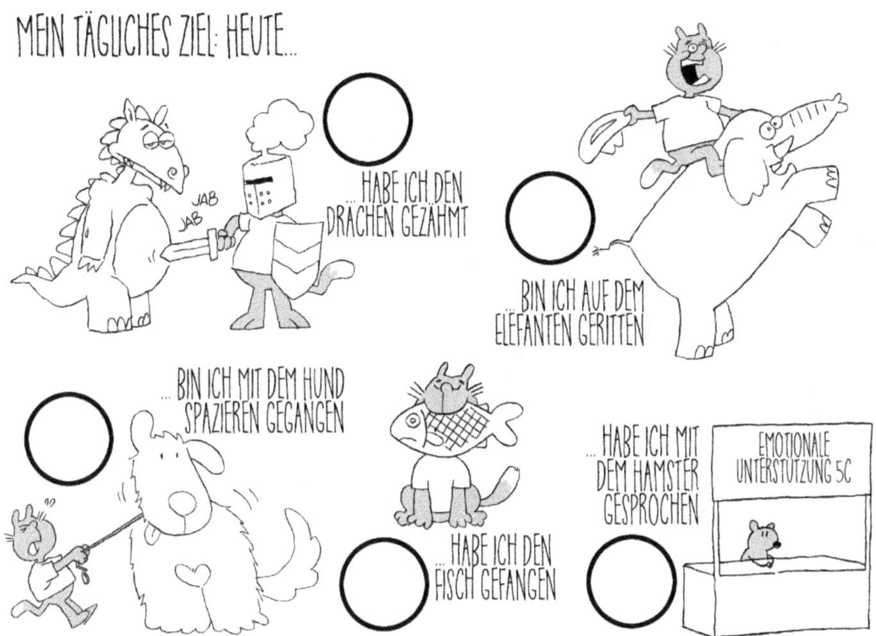

ES IST WICHTIG, SICH TÄGLICH NEUE ZIELE ZU SETZEN, SO BANAL SIE AUCH ERSCHEINEN MÖGEN. SELBST DAS ERREICHEN EINES KLEINEN ZIELS KANN DIE MORAL STÄRKEN!

ANMERKUNGEN

HEUTE IST........................, DER...........................(WOCHENTAG, DATUM)

HEUTE FÜHLE ICH MICH
(BITTE ANKREUZEN):

WIE WAR IHRE STIMMUNG HEUTE? MACHEN SIE SICH KEINE SORGEN, WENN SIE SICH NICHT GUT GEFÜHLT HABEN. JEDE/R VON UNS KANN MAL EINEN SCHLECHTEN TAG HABEN.

KÖRPERLICHE AKTIVITÄT: HEUTE WAR ICH...

SEHR AKTIV

AKTIV

MÄSSIG AKTIV

EIN BISSCHEN AKTIV

ICH MUSSTE PAUSE MACHEN

WAREN SIE AKTIV? GUT GEMACHT! MUSSTEN SIE SICH AUSRUHEN? KEINE SORGE – GENIESSEN SIE IHRE FREIE ZEIT!

ERNÄHRUNG: WAS HABEN SIE HEUTE GEGESSEN?

FRÜHSTÜCK	
MITTAGESSEN	
ABENDESSEN	
ZWISCHENMAHLZEITEN	

MEIN TÄGLICHES ZIEL: HEUTE...

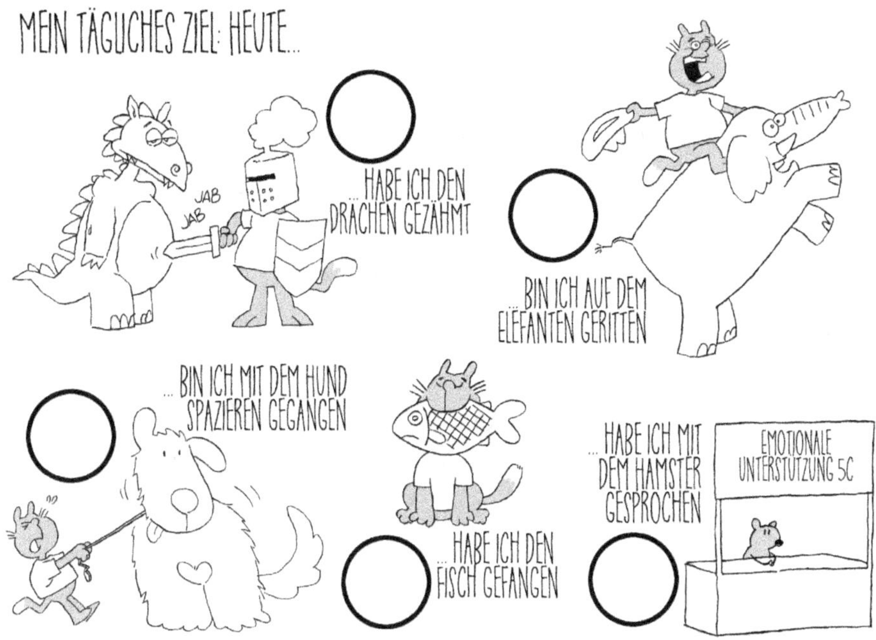

ES IST WICHTIG, SICH TÄGLICH NEUE ZIELE ZU SETZEN, SO BANAL SIE AUCH ERSCHEINEN MÖGEN. SELBST DAS ERREICHEN EINES KLEINEN ZIELS KANN DIE MORAL STÄRKEN!

ANMERKUNGEN

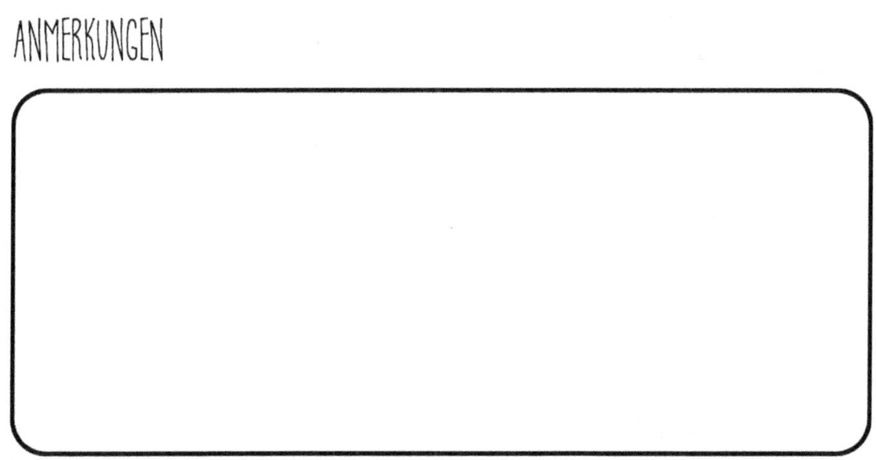

HEUTE IST.................., DER.....................(WOCHENTAG, DATUM)

HEUTE FÜHLE ICH MICH
(BITTE ANKREUZEN!)

WIE WAR IHRE STIMMUNG HEUTE? MACHEN SIE SICH KEINE SORGEN, WENN SIE SICH NICHT GUT GEFÜHLT HABEN. JEDE/R VON UNS KANN MAL EINEN SCHLECHTEN TAG HABEN.

KÖRPERLICHE AKTIVITÄT: HEUTE WAR ICH...

"SEHR AKTIV

AKTIV

MÄSSIG AKTIV

EIN BISSCHEN AKTIV

ICH MUSSTE PAUSE MACHEN

WAREN SIE AKTIV? GUT GEMACHT! MUSSTEN SIE SICH AUSRUHEN? KEINE SORGE – GENIESSEN SIE IHRE FREIE ZEIT!

ERNÄHRUNG: WAS HABEN SIE HEUTE GEGESSEN?

FRÜHSTÜCK	
MITTAGESSEN	
ABENDESSEN	
ZWISCHENMAHLZEITEN	

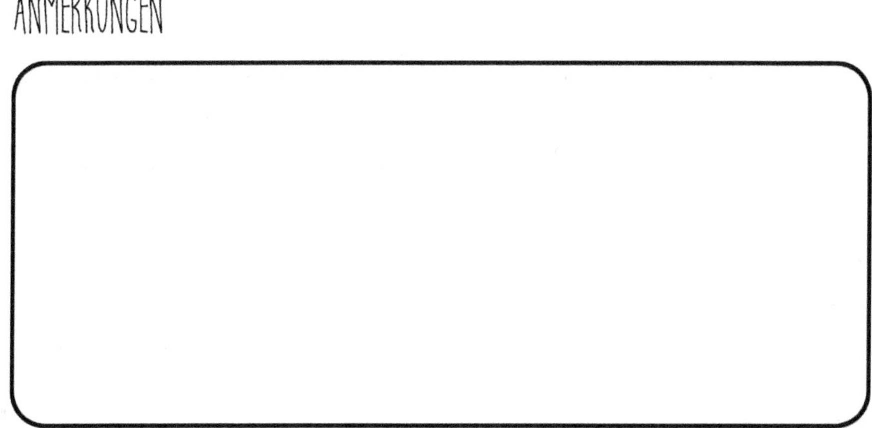

ANMERKUNGEN

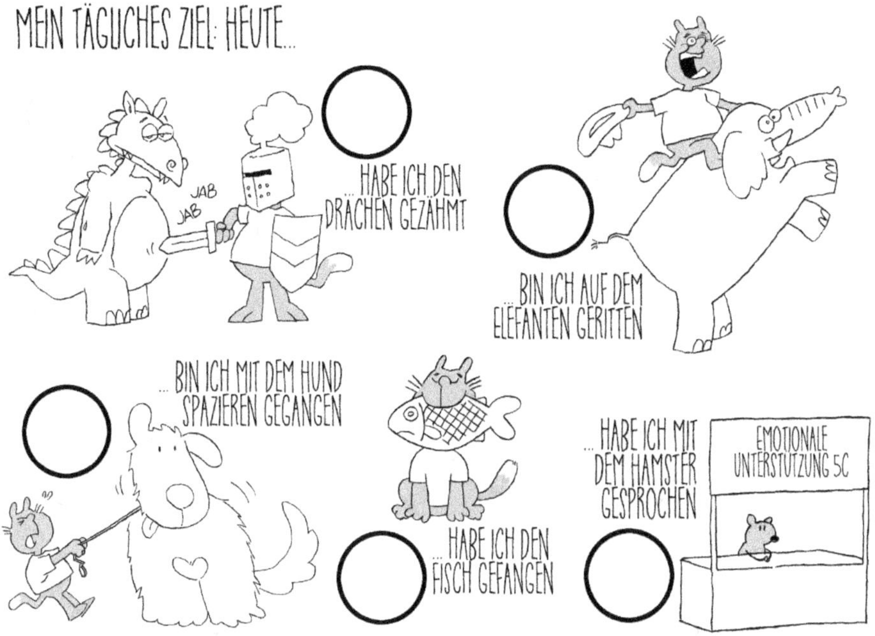

HEUTE IST........................., DER.............................(WOCHENTAG, DATUM)

HEUTE FÜHLE ICH MICH
(BITTE ANKREUZEN!):

WIE WAR IHRE STIMMUNG HEUTE? MACHEN SIE SICH KEINE SORGEN, WENN SIE SICH NICHT GUT GEFÜHLT HABEN.JEDE/R VON UNS KANN MAL EINEN SCHLECHTEN TAG HABEN.

KÖRPERLICHE AKTIVITÄT: HEUTE WAR ICH...

WAREN SIE AKTIV? GUT GEMACHT! MUSSTEN SIE SICH AUSRUHEN? KEINE SORGE – GENIESSEN SIE IHRE FREIE ZEIT!

ERNÄHRUNG: WAS HABEN SIE HEUTE GEGESSEN?

FRÜHSTÜCK	
MITTAGESSEN	
ABENDESSEN	
ZWISCHENMAHLZEITEN	

MEIN TÄGLICHES ZIEL: HEUTE...

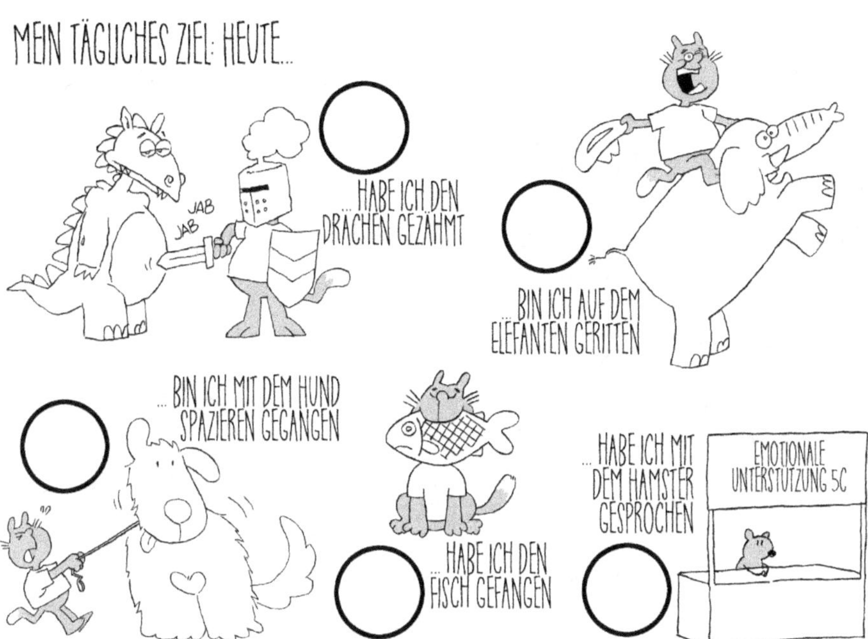

ES IST WICHTIG, SICH TÄGLICH NEUE ZIELE ZU SETZEN, SO BANAL SIE AUCH ERSCHEINEN MÖGEN.
SELBST DAS ERREICHEN EINES KLEINEN ZIELS KANN DIE MORAL STÄRKEN!

ANMERKUNGEN

HEUTE IST........................, DER................................(WOCHENTAG, DATUM)

HEUTE FÜHLE ICH MICH
(BITTE ANKREUZEN!):

WIE WAR IHRE STIMMUNG HEUTE? MACHEN SIE SICH KEINE SORGEN, WENN SIE SICH NICHT GUT GEFÜHLT HABEN. JEDE/R VON UNS KANN MAL EINEN SCHLECHTEN TAG HABEN.

KÖRPERLICHE AKTIVITÄT: HEUTE WAR ICH...

SEHR AKTIV

AKTIV

MÄSSIG AKTIV

EIN BISSCHEN AKTIV

ICH MUSSTE PAUSE MACHEN

WAREN SIE AKTIV? GUT GEMACHT! MUSSTEN SIE SICH AUSRUHEN? KEINE SORGE – GENIESSEN SIE IHRE FREIE ZEIT!

ERNÄHRUNG: WAS HABEN SIE HEUTE GEGESSEN?

FRÜHSTÜCK	
MITTAGESSEN	
ABENDESSEN	
ZWISCHENMAHLZEITEN	

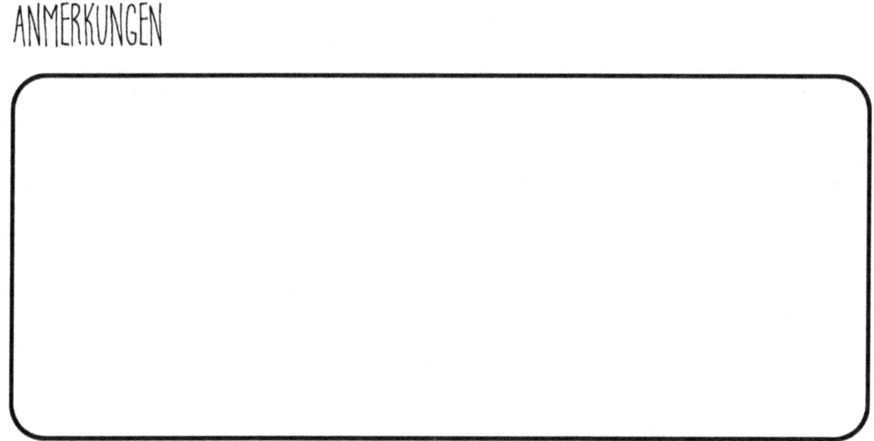

ANMERKUNGEN

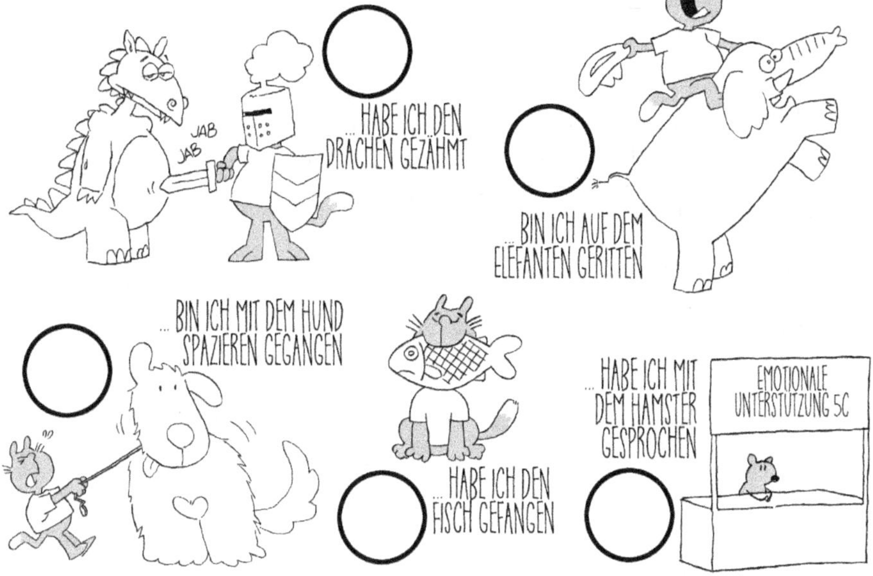

HEUTE IST ...., DER .... (WOCHENTAG, DATUM)

HEUTE FÜHLE ICH MICH
(BITTE ANKREUZEN!):

WIE WAR IHRE STIMMUNG HEUTE? MACHEN SIE SICH KEINE SORGEN, WENN SIE SICH NICHT GUT GEFÜHLT HABEN. JEDE/R VON UNS KANN MAL EINEN SCHLECHTEN TAG HABEN.

KÖRPERLICHE AKTIVITÄT: HEUTE WAR ICH...

WAREN SIE AKTIV? GUT GEMACHT! MUSSTEN SIE SICH AUSRUHEN? KEINE SORGE – GENIESSEN SIE IHRE FREIE ZEIT!

ERNÄHRUNG: WAS HABEN SIE HEUTE GEGESSEN?

FRÜHSTÜCK	
MITTAGESSEN	
ABENDESSEN	
ZWISCHENMAHLZEITEN	

MEIN TÄGLICHES ZIEL: HEUTE...

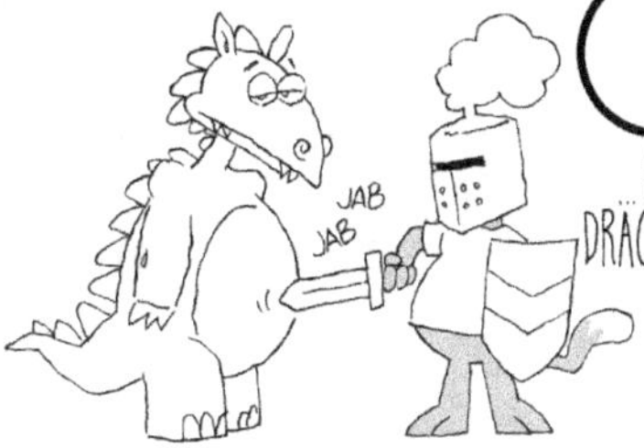

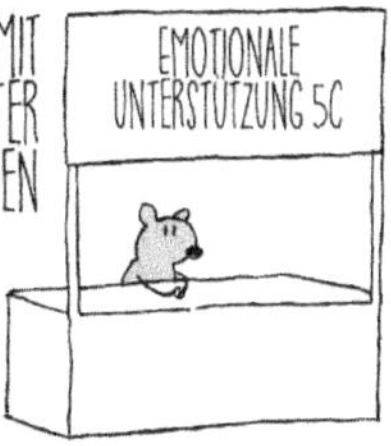

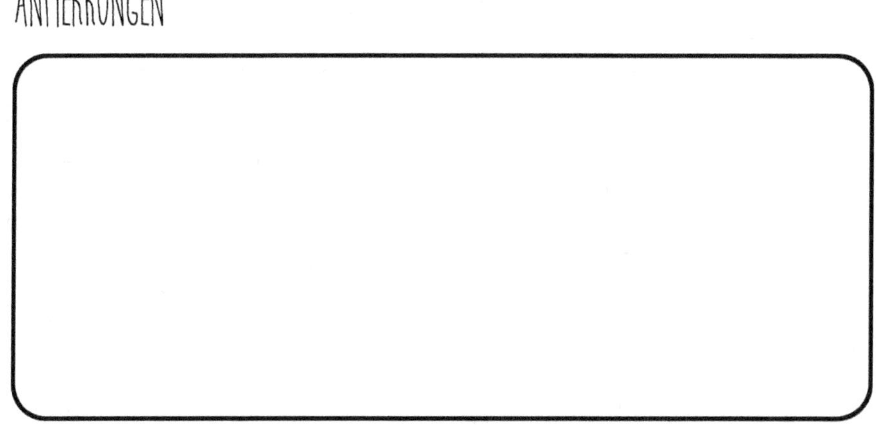

ES IST WICHTIG, SICH TÄGLICH NEUE ZIELE ZU SETZEN, SO BANAL SIE AUCH ERSCHEINEN MÖGEN.
SELBST DAS ERREICHEN EINES KLEINEN ZIELS KANN DIE MORAL STÄRKEN!

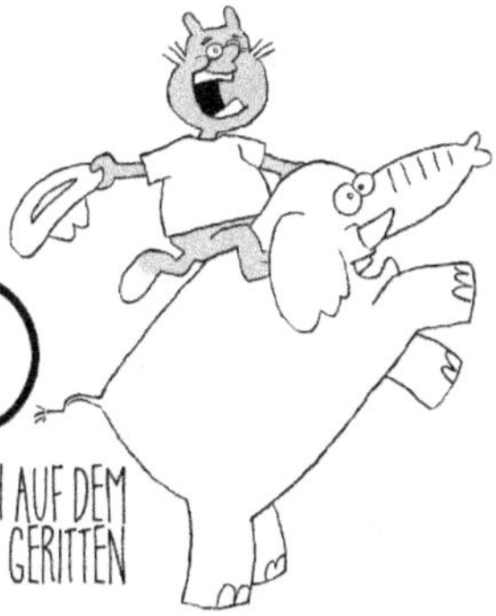

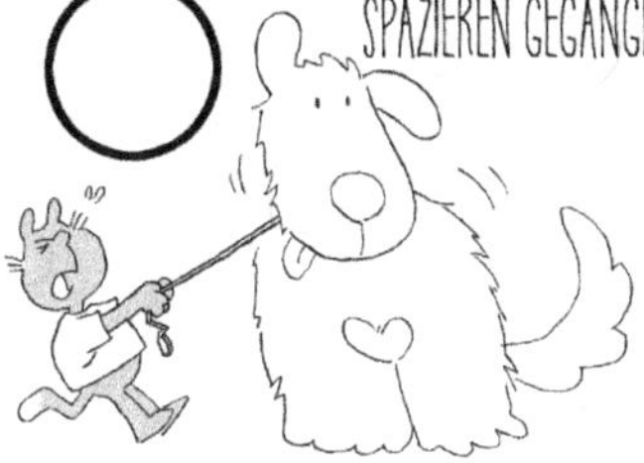

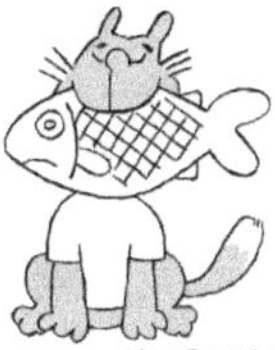

ANMERKUNGEN

HEUTE IST ...., DER ....(WOCHENTAG, DATUM)

HEUTE FÜHLE ICH MICH
(BITTE ANKREUZEN!):

WIE WAR IHRE STIMMUNG HEUTE? MACHEN SIE SICH KEINE SORGEN, WENN SIE SICH NICHT GUT GEFÜHLT HABEN.JEDE/R VON UNS KANN MAL EINEN SCHLECHTEN TAG HABEN.

KÖRPERLICHE AKTIVITÄT: HEUTE WAR ICH...

SEHR AKTIV

AKTIV

MÄSSIG AKTIV

EIN BISSCHEN AKTIV

ICH MUSSTE PAUSE MACHEN

WAREN SIE AKTIV? GUT GEMACHT! MUSSTEN SIE SICH AUSRUHEN? KEINE SORGE – GENIESSEN SIE IHRE FREIE ZEIT!

ERNÄHRUNG: WAS HABEN SIE HEUTE GEGESSEN?

FRÜHSTÜCK	
MITTAGESSEN	
ABENDESSEN	
ZWISCHENMAHLZEITEN	

MEIN TÄGLICHES ZIEL: HEUTE...

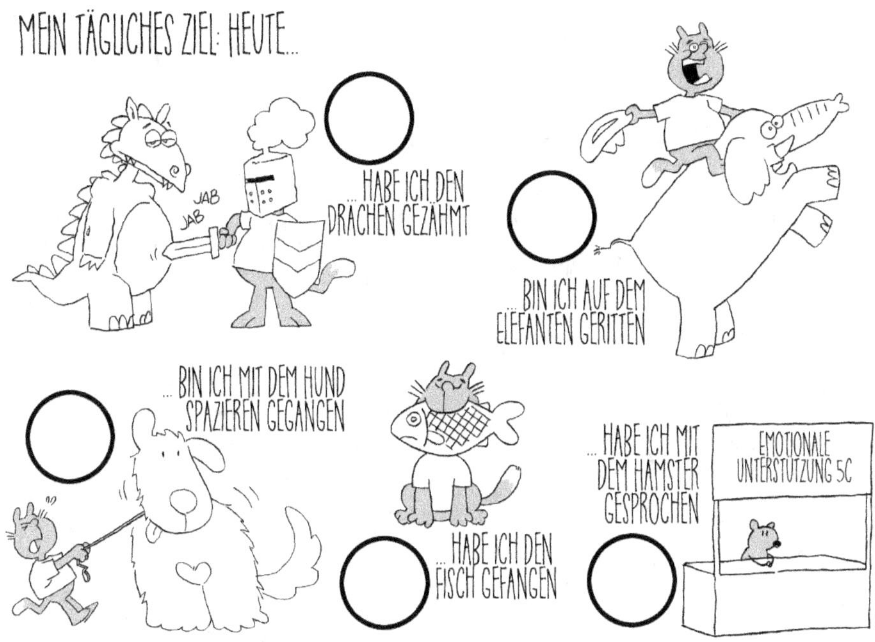

ES IST WICHTIG, SICH TÄGLICH NEUE ZIELE ZU SETZEN, SO BANAL SIE AUCH ERSCHEINEN MÖGEN. SELBST DAS ERREICHEN EINES KLEINEN ZIELS KANN DIE MORAL STÄRKEN!

ANMERKUNGEN

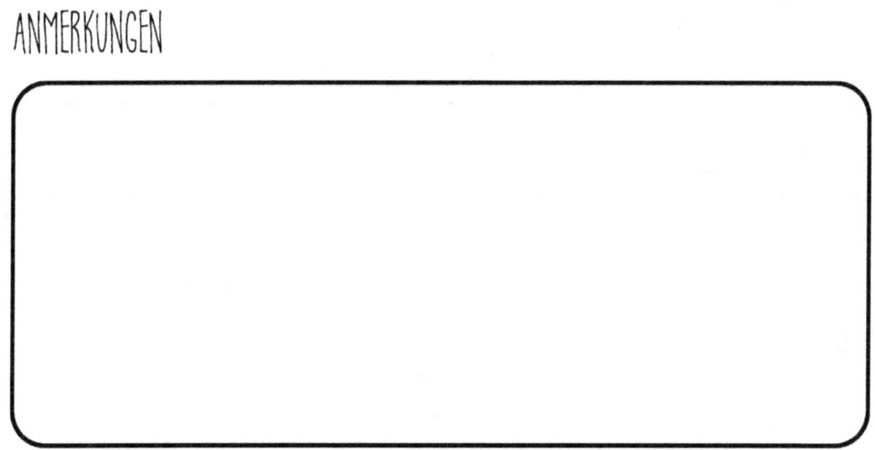

HEUTE IST ...., DER ....(WOCHENTAG, DATUM)

HEUTE FÜHLE ICH MICH
(BITTE ANKREUZEN!):

WIE WAR IHRE STIMMUNG HEUTE? MACHEN SIE SICH KEINE SORGEN, WENN SIE SICH NICHT GUT GEFÜHLT HABEN. JEDE/R VON UNS KANN MAL EINEN SCHLECHTEN TAG HABEN.

KÖRPERLICHE AKTIVITÄT: HEUTE WAR ICH...

SEHR AKTIV

AKTIV

MÄSSIG AKTIV

EIN BISSCHEN AKTIV

ICH MUSSTE PAUSE MACHEN

WAREN SIE AKTIV? GUT GEMACHT! MUSSTEN SIE SICH AUSRUHEN? KEINE SORGE – GENIESSEN SIE IHRE FREIE ZEIT!

ERNÄHRUNG: WAS HABEN SIE HEUTE GEGESSEN?

FRÜHSTÜCK	
MITTAGESSEN	
ABENDESSEN	
ZWISCHENMAHLZEITEN	

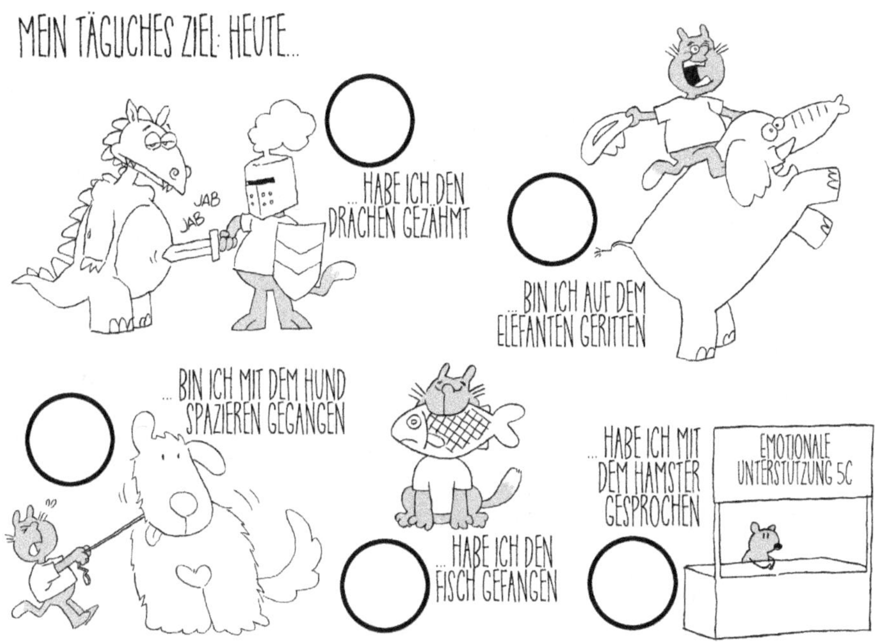

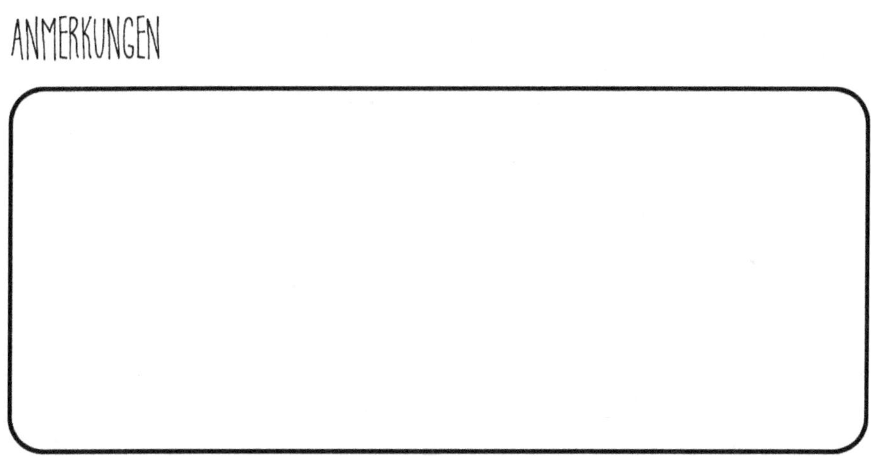

ES IST WICHTIG, SICH TÄGLICH NEUE ZIELE ZU SETZEN, SO BANAL SIE AUCH ERSCHEINEN MÖGEN.
SELBST DAS ERREICHEN EINES KLEINEN ZIELS KANN DIE MORAL STÄRKEN!

ANMERKUNGEN

HEUTE IST................, DER...............(WOCHENTAG, DATUM)

HEUTE FÜHLE ICH MICH
(BITTE ANKREUZEN!)

WIE WAR IHRE STIMMUNG HEUTE? MACHEN SIE SICH KEINE SORGEN, WENN SIE SICH NICHT GUT GEFÜHLT HABEN.JEDE/R VON UNS KANN MAL EINEN SCHLECHTEN TAG HABEN.

KÖRPERLICHE AKTIVITÄT: HEUTE WAR ICH...

WAREN SIE AKTIV? GUT GEMACHT! MUSSTEN SIE SICH AUSRUHEN? KEINE SORGE – GENIESSEN SIE IHRE FREIE ZEIT!

ERNÄHRUNG: WAS HABEN SIE HEUTE GEGESSEN?

FRÜHSTÜCK	
MITTAGESSEN	
ABENDESSEN	
ZWISCHENMAHLZEITEN	

MEIN TÄGLICHES ZIEL: HEUTE...

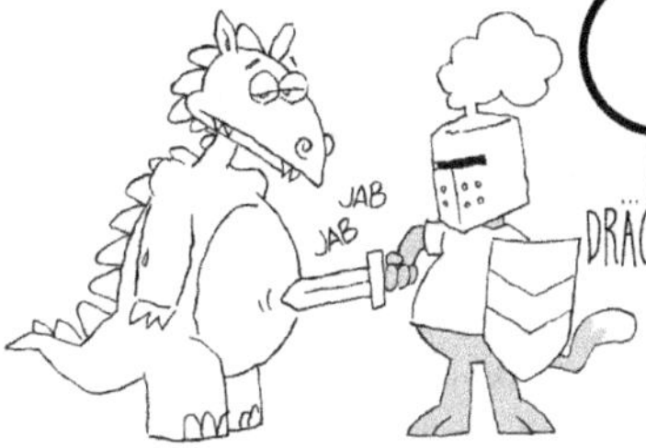

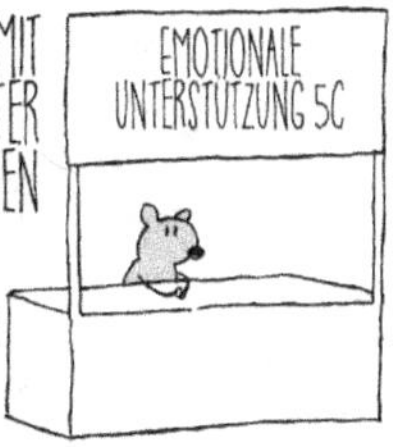

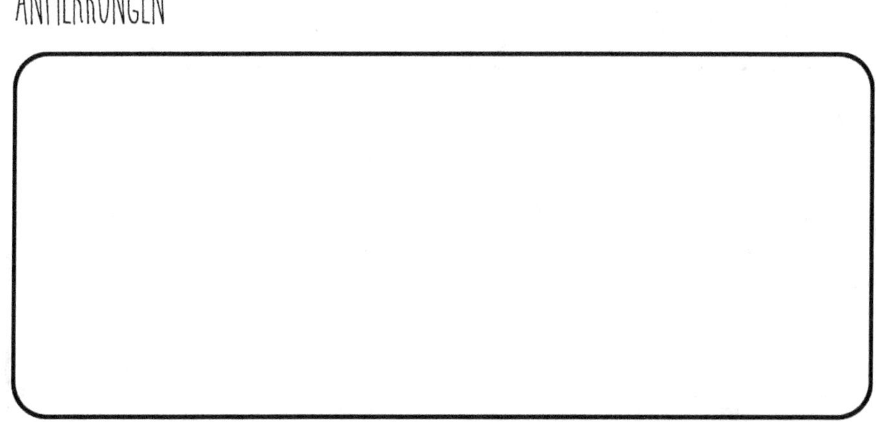

ES IST WICHTIG, SICH TÄGLICH NEUE ZIELE ZU SETZEN, SO BANAL SIE AUCH ERSCHEINEN MÖGEN.
SELBST DAS ERREICHEN EINES KLEINEN ZIELS KANN DIE MORAL STÄRKEN!

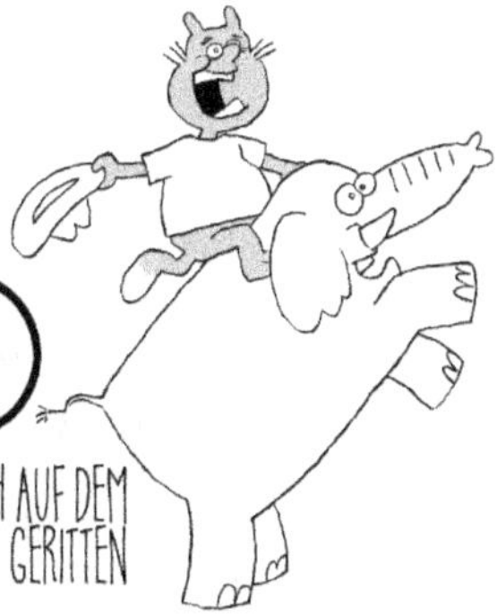

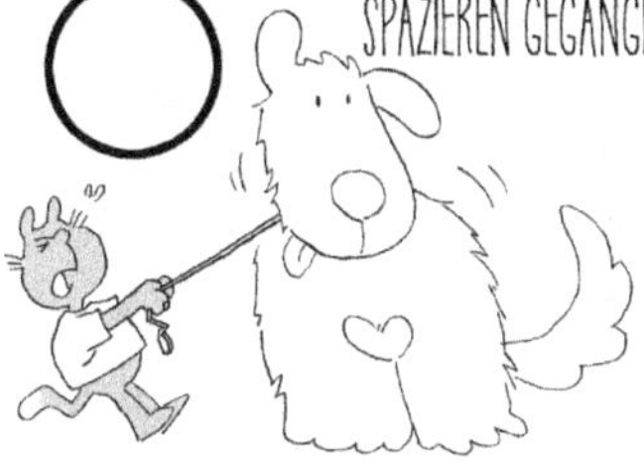

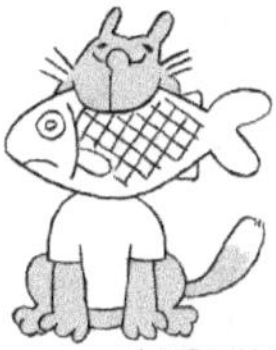

ANMERKUNGEN

HEUTE IST ...., DER ....(WOCHENTAG, DATUM)

HEUTE FÜHLE ICH MICH
(BITTE ANKREUZEN!):

WIE WAR IHRE STIMMUNG HEUTE? MACHEN SIE SICH KEINE SORGEN, WENN SIE SICH NICHT GUT GEFÜHLT HABEN.JEDE/R VON UNS KANN MAL EINEN SCHLECHTEN TAG HABEN.

KÖRPERLICHE AKTIVITÄT: HEUTE WAR ICH...

SEHR AKTIV

AKTIV

MÄSSIG AKTIV

EIN BISSCHEN AKTIV

ICH MUSSTE PAUSE MACHEN

WAREN SIE AKTIV? GUT GEMACHT! MUSSTEN SIE SICH AUSRUHEN? KEINE SORGE – GENIESSEN SIE IHRE FREIE ZEIT!

ERNÄHRUNG: WAS HABEN SIE HEUTE GEGESSEN?

FRÜHSTÜCK	
MITTAGESSEN	
ABENDESSEN	
ZWISCHENMAHLZEITEN	

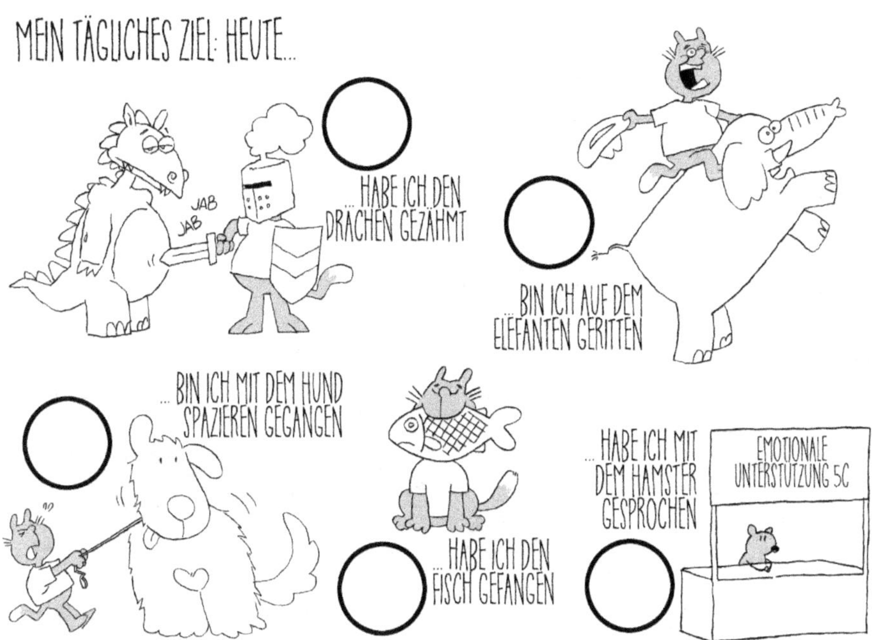

ES IST WICHTIG, SICH TÄGLICH NEUE ZIELE ZU SETZEN, SO BANAL SIE AUCH ERSCHEINEN MÖGEN.
SELBST DAS ERREICHEN EINES KLEINEN ZIELS KANN DIE MORAL STÄRKEN!

ANMERKUNGEN

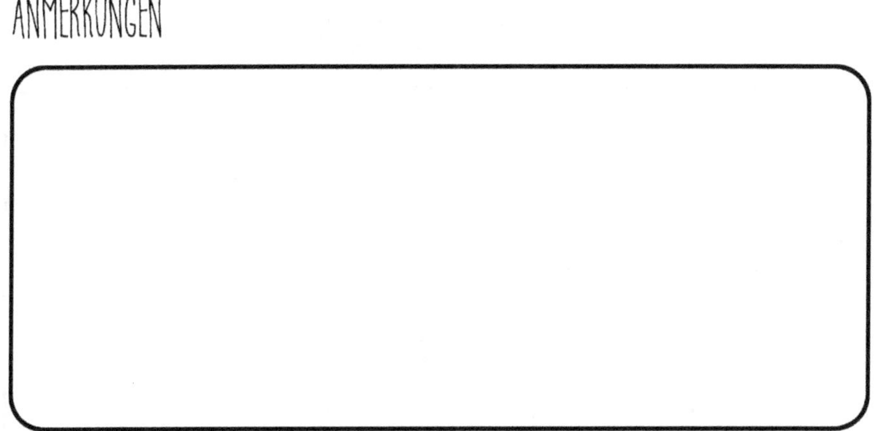

HEUTE IST ...., DER .... (WOCHENTAG, DATUM)

HEUTE FÜHLE ICH MICH
(BITTE ANKREUZEN!):

WIE WAR IHRE STIMMUNG HEUTE? MACHEN SIE SICH KEINE SORGEN, WENN SIE SICH NICHT GUT GEFÜHLT HABEN. JEDE/R VON UNS KANN MAL EINEN SCHLECHTEN TAG HABEN.

KÖRPERLICHE AKTIVITÄT: HEUTE WAR ICH...

SEHR AKTIV

AKTIV

MÄSSIG AKTIV

EIN BISSCHEN AKTIV

ICH MUSSTE PAUSE MACHEN

WAREN SIE AKTIV? GUT GEMACHT! MUSSTEN SIE SICH AUSRUHEN? KEINE SORGE – GENIESSEN SIE IHRE FREIE ZEIT!

ERNÄHRUNG: WAS HABEN SIE HEUTE GEGESSEN?

FRÜHSTÜCK	
MITTAGESSEN	
ABENDESSEN	
ZWISCHENMAHLZEITEN	

MEIN TÄGLICHES ZIEL: HEUTE...

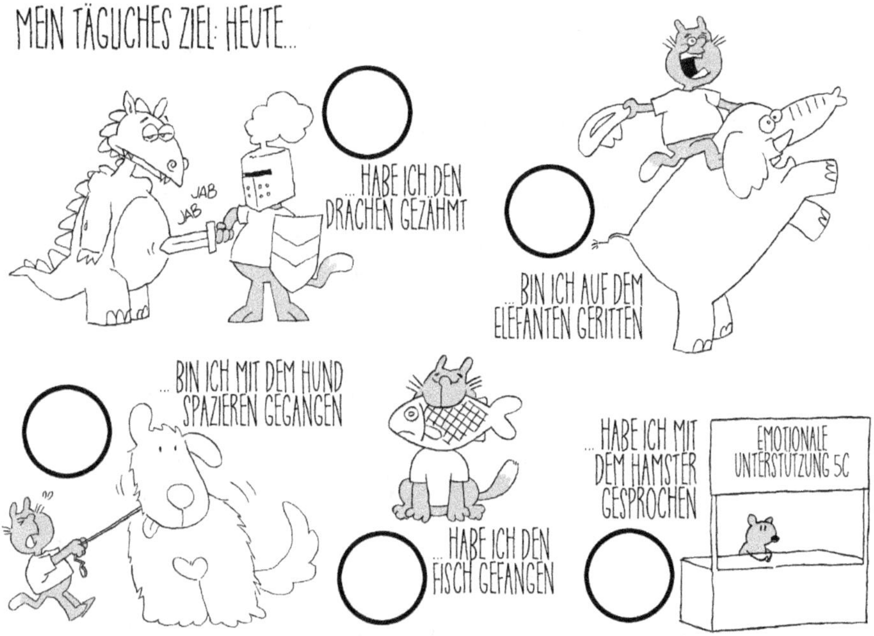

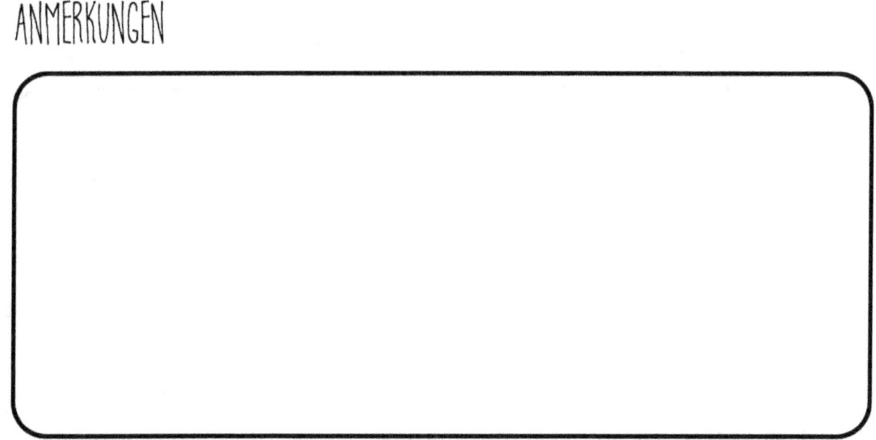

ES IST WICHTIG, SICH TÄGLICH NEUE ZIELE ZU SETZEN, SO BANAL SIE AUCH ERSCHEINEN MÖGEN.
SELBST DAS ERREICHEN EINES KLEINEN ZIELS KANN DIE MORAL STÄRKEN!

ANMERKUNGEN

HEUTE IST ...., DER ....(WOCHENTAG, DATUM)

HEUTE FÜHLE ICH MICH
(BITTE ANKREUZEN!)

WIE WAR IHRE STIMMUNG HEUTE? MACHEN SIE SICH KEINE SORGEN, WENN SIE SICH NICHT GUT GEFÜHLT HABEN.JEDE/R VON UNS KANN MAL EINEN SCHLECHTEN TAG HABEN.

KÖRPERLICHE AKTIVITÄT: HEUTE WAR ICH...

„SEHR AKTIV

AKTIV

MÄSSIG AKTIV

EIN BISSCHEN AKTIV

ICH MUSSTE PAUSE MACHEN

WAREN SIE AKTIV? GUT GEMACHT! MUSSTEN SIE SICH AUSRUHEN? KEINE SORGE – GENIESSEN SIE IHRE FREIE ZEIT!

ERNÄHRUNG: WAS HABEN SIE HEUTE GEGESSEN?

FRÜHSTÜCK	
MITTAGESSEN	
ABENDESSEN	
ZWISCHENMAHLZEITEN	

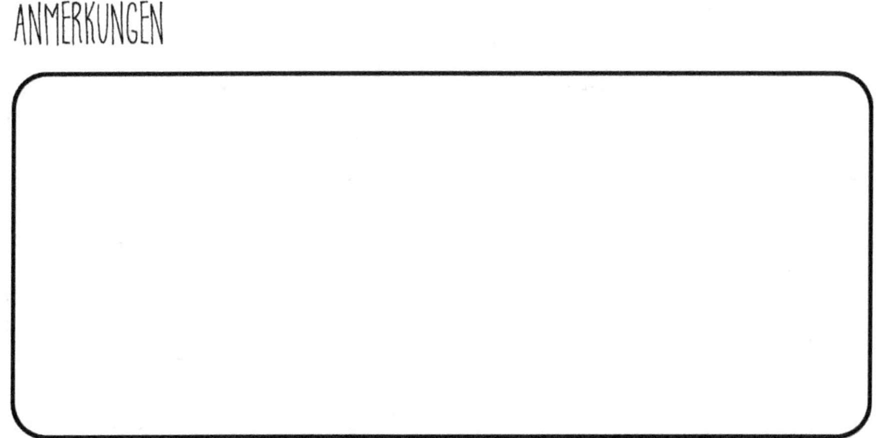

ANMERKUNGEN

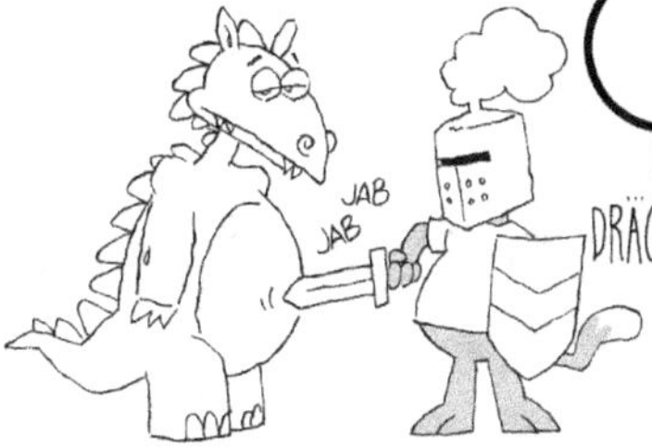

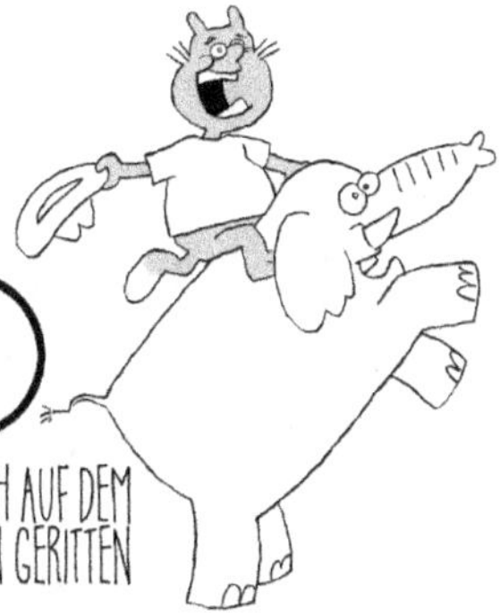

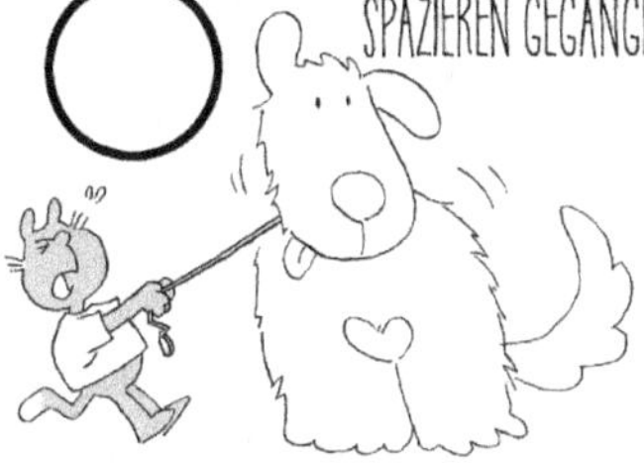

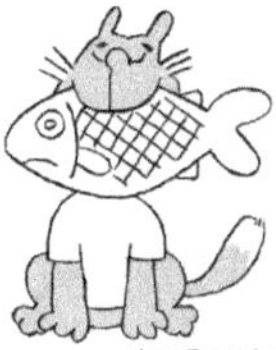

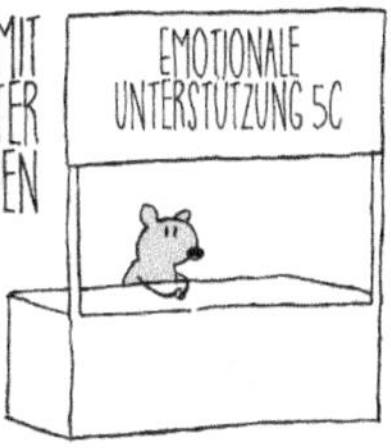

HEUTE IST ...., DER ....(WOCHENTAG, DATUM)

HEUTE FÜHLE ICH MICH
(BITTE ANKREUZEN!):

WIE WAR IHRE STIMMUNG HEUTE? MACHEN SIE SICH KEINE SORGEN, WENN SIE SICH NICHT GUT GEFÜHLT HABEN. JEDE/R VON UNS KANN MAL EINEN SCHLECHTEN TAG HABEN.

KÖRPERLICHE AKTIVITÄT: HEUTE WAR ICH...

SEHR AKTIV

AKTIV

MÄSSIG AKTIV

EIN BISSCHEN AKTIV

ICH MUSSTE PAUSE MACHEN

WAREN SIE AKTIV? GUT GEMACHT! MUSSTEN SIE SICH AUSRUHEN? KEINE SORGE – GENIESSEN SIE IHRE FREIE ZEIT!

ERNÄHRUNG: WAS HABEN SIE HEUTE GEGESSEN?

FRÜHSTÜCK	
MITTAGESSEN	
ABENDESSEN	
ZWISCHENMAHLZEITEN	

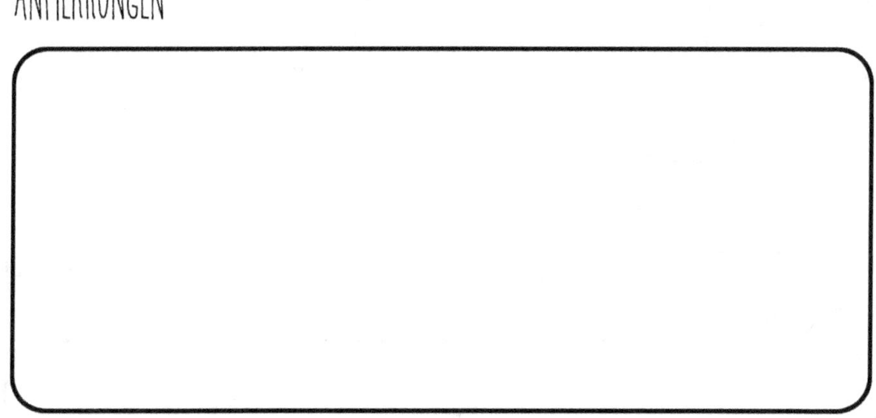

ANMERKUNGEN

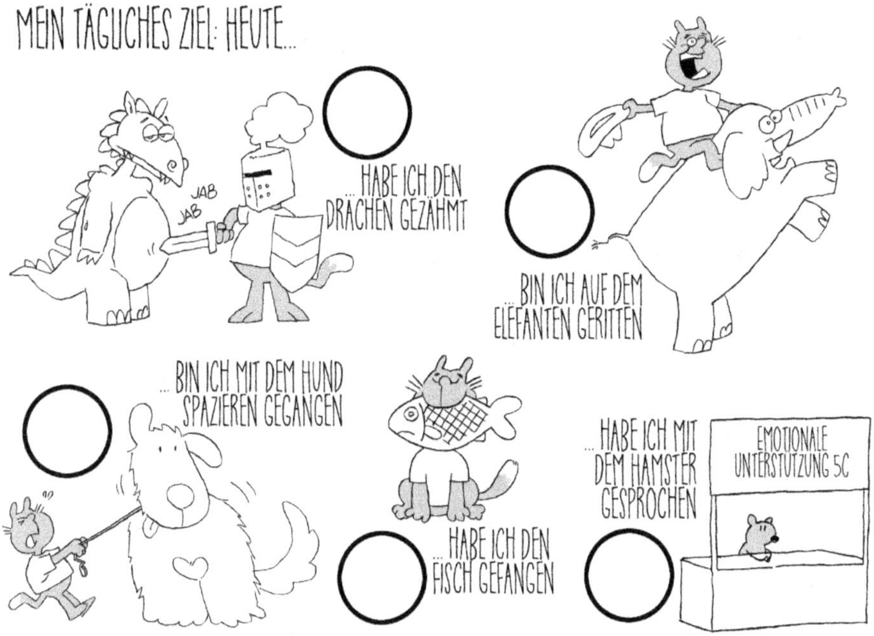

HEUTE IST ...., DER .... (WOCHENTAG, DATUM)

HEUTE FÜHLE ICH MICH
(BITTE ANKREUZEN!):

WIE WAR IHRE STIMMUNG HEUTE? MACHEN SIE SICH KEINE SORGEN, WENN SIE SICH NICHT GUT GEFÜHLT HABEN. JEDE/R VON UNS KANN MAL EINEN SCHLECHTEN TAG HABEN.

KÖRPERLICHE AKTIVITÄT: HEUTE WAR ICH...

SEHR AKTIV

AKTIV

MÄSSIG AKTIV

EIN BISSCHEN AKTIV

ICH MUSSTE PAUSE MACHEN

WAREN SIE AKTIV? GUT GEMACHT! MUSSTEN SIE SICH AUSRUHEN? KEINE SORGE – GENIESSEN SIE IHRE FREIE ZEIT!

ERNÄHRUNG: WAS HABEN SIE HEUTE GEGESSEN?

FRÜHSTÜCK	
MITTAGESSEN	
ABENDESSEN	
ZWISCHENMAHLZEITEN	

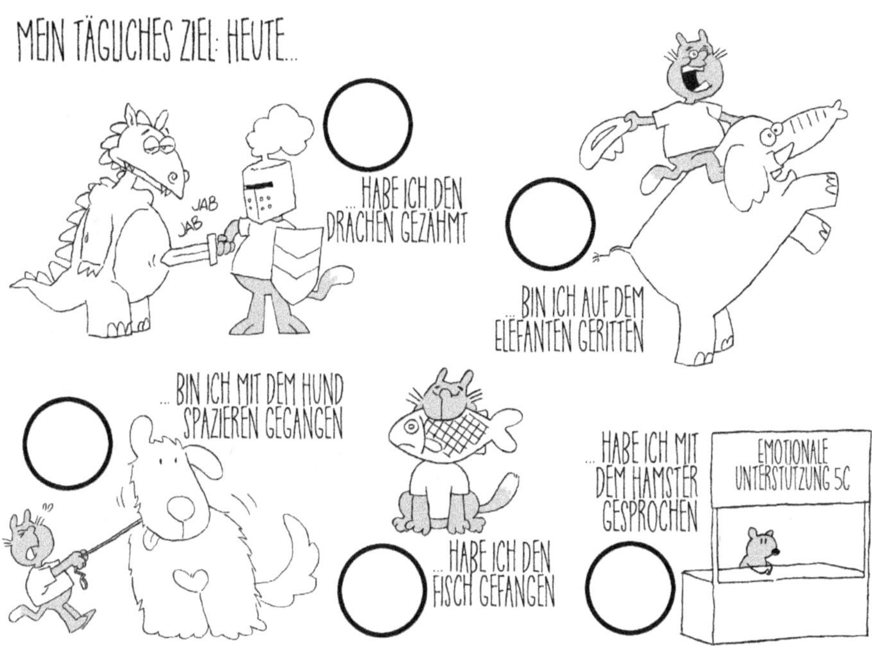

ES IST WICHTIG, SICH TÄGLICH NEUE ZIELE ZU SETZEN, SO BANAL SIE AUCH ERSCHEINEN MÖGEN. SELBST DAS ERREICHEN EINES KLEINEN ZIELS KANN DIE MORAL STÄRKEN!

ANMERKUNGEN

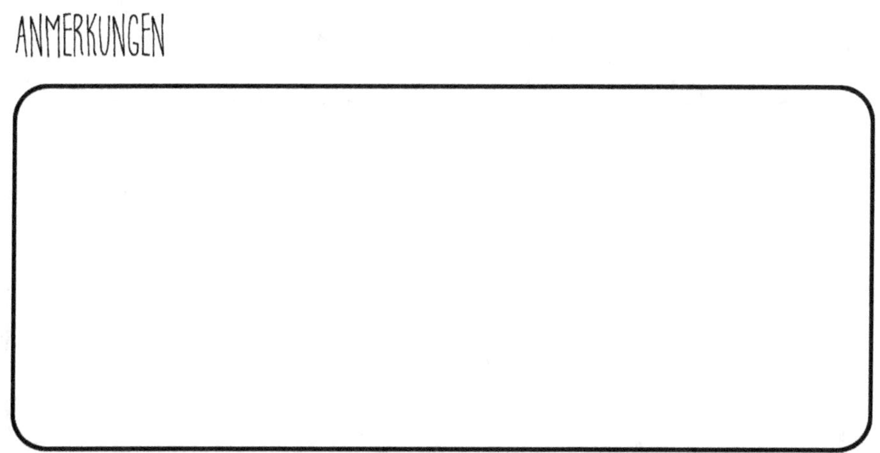

HEUTE IST ...., DER .... (WOCHENTAG, DATUM)

HEUTE FÜHLE ICH MICH
(BITTE ANKREUZEN):

WIE WAR IHRE STIMMUNG HEUTE? MACHEN SIE SICH KEINE SORGEN, WENN SIE SICH NICHT GUT GEFÜHLT HABEN. JEDE/R VON UNS KANN MAL EINEN SCHLECHTEN TAG HABEN.

KÖRPERLICHE AKTIVITÄT: HEUTE WAR ICH...

SEHR AKTIV

AKTIV

MÄSSIG AKTIV

EIN BISSCHEN AKTIV

ICH MUSSTE PAUSE MACHEN

WAREN SIE AKTIV? GUT GEMACHT! MUSSTEN SIE SICH AUSRUHEN? KEINE SORGE – GENIESSEN SIE IHRE FREIE ZEIT!

ERNÄHRUNG: WAS HABEN SIE HEUTE GEGESSEN?

FRÜHSTÜCK	
MITTAGESSEN	
ABENDESSEN	
ZWISCHENMAHLZEITEN	

MEIN TÄGLICHES ZIEL: HEUTE...

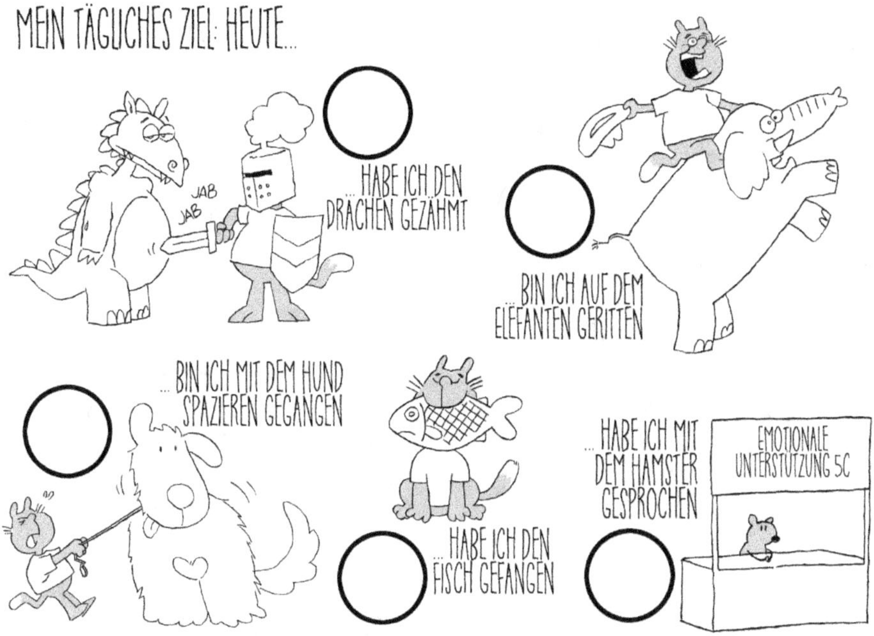

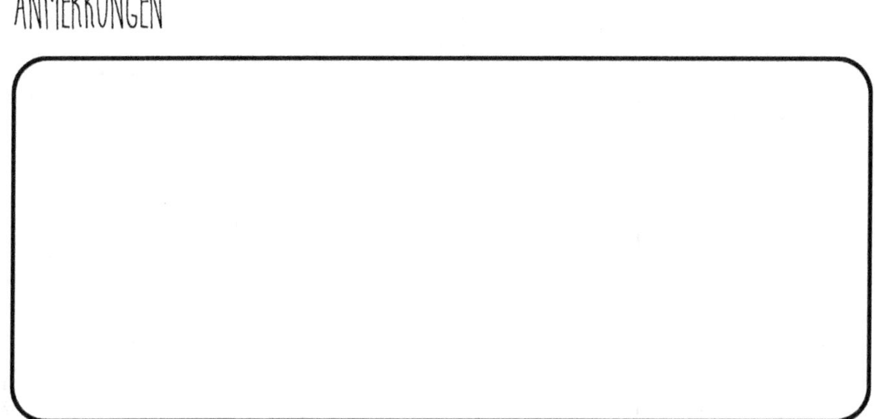

ES IST WICHTIG, SICH TÄGLICH NEUE ZIELE ZU SETZEN, SO BANAL SIE AUCH ERSCHEINEN MÖGEN. SELBST DAS ERREICHEN EINES KLEINEN ZIELS KANN DIE MORAL STÄRKEN!

ANMERKUNGEN

HEUTE IST ...., DER ....(WOCHENTAG, DATUM)

HEUTE FÜHLE ICH MICH
(BITTE ANKREUZEN!):

WIE WAR IHRE STIMMUNG HEUTE? MACHEN SIE SICH KEINE SORGEN, WENN SIE SICH NICHT GUT GEFÜHLT HABEN.JEDE/R VON UNS KANN MAL EINEN SCHLECHTEN TAG HABEN.

KÖRPERLICHE AKTIVITÄT: HEUTE WAR ICH...

„SEHR AKTIV

AKTIV

MÄSSIG AKTIV

EIN BISSCHEN AKTIV

ICH MUSSTE PAUSE MACHEN

WAREN SIE AKTIV? GUT GEMACHT! MUSSTEN SIE SICH AUSRUHEN? KEINE SORGE – GENIESSEN SIE IHRE FREIE ZEIT!

ERNÄHRUNG: WAS HABEN SIE HEUTE GEGESSEN?

FRÜHSTÜCK	
MITTAGESSEN	
ABENDESSEN	
ZWISCHENMAHLZEITEN	

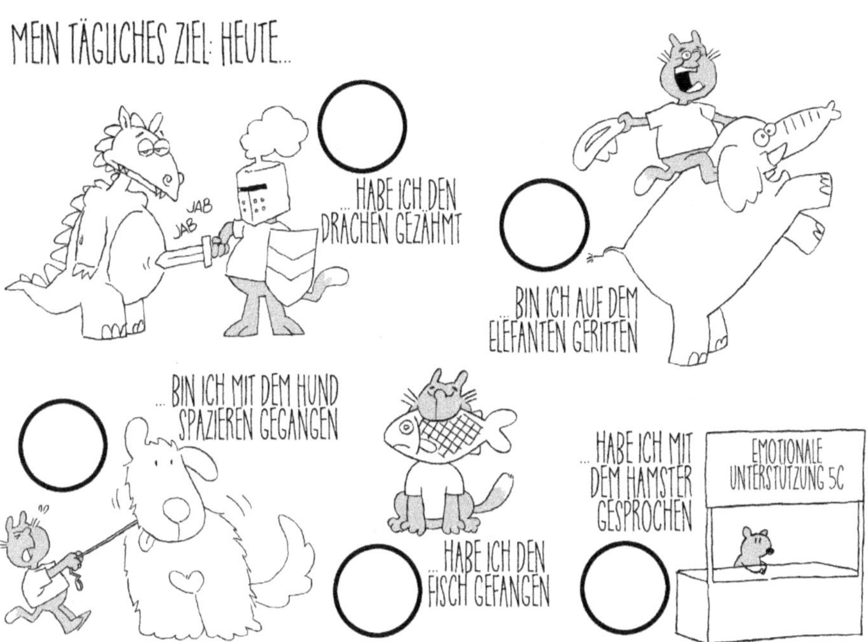

ES IST WICHTIG, SICH TÄGLICH NEUE ZIELE ZU SETZEN, SO BANAL SIE AUCH ERSCHEINEN MÖGEN.
SELBST DAS ERREICHEN EINES KLEINEN ZIELS KANN DIE MORAL STÄRKEN!

ANMERKUNGEN

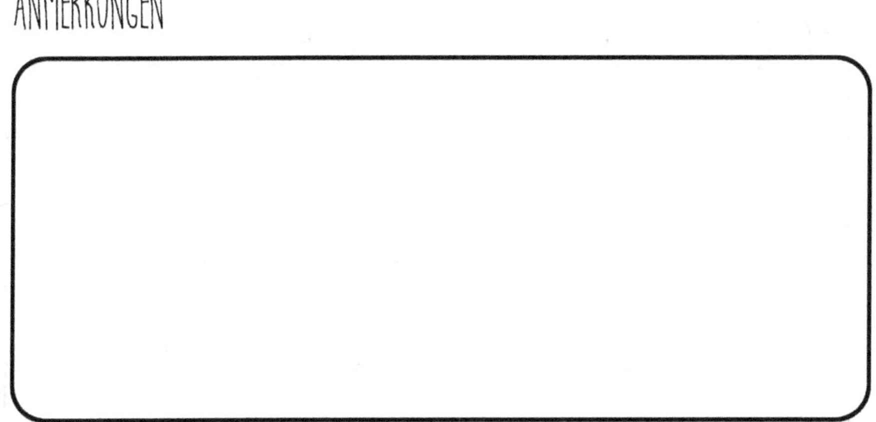

HEUTE IST ...., DER ....(WOCHENTAG, DATUM)

HEUTE FÜHLE ICH MICH
(BITTE ANKREUZEN!):

WIE WAR IHRE STIMMUNG HEUTE? MACHEN SIE SICH KEINE SORGEN, WENN SIE SICH NICHT GUT GEFÜHLT HABEN. JEDE/R VON UNS KANN MAL EINEN SCHLECHTEN TAG HABEN.

KÖRPERLICHE AKTIVITÄT: HEUTE WAR ICH...

SEHR AKTIV

AKTIV

MÄSSIG AKTIV

EIN BISSCHEN AKTIV

ICH MUSSTE PAUSE MACHEN

WAREN SIE AKTIV? GUT GEMACHT! MUSSTEN SIE SICH AUSRUHEN? KEINE SORGE – GENIESSEN SIE IHRE FREIE ZEIT!

ERNÄHRUNG: WAS HABEN SIE HEUTE GEGESSEN?

FRÜHSTÜCK	
MITTAGESSEN	
ABENDESSEN	
ZWISCHENMAHLZEITEN	

MEIN TÄGLICHES ZIEL: HEUTE...

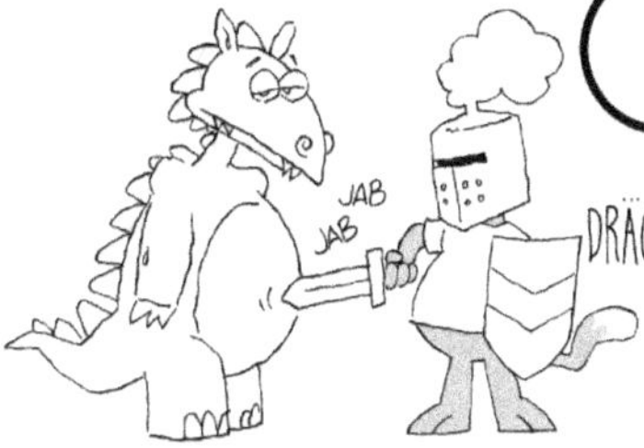

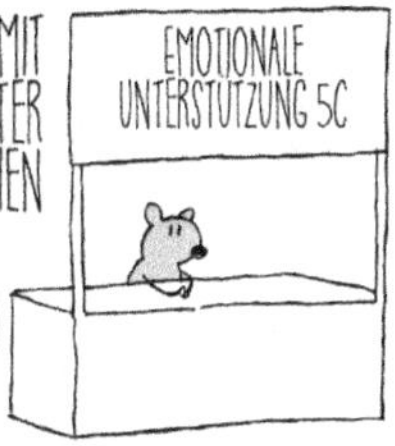

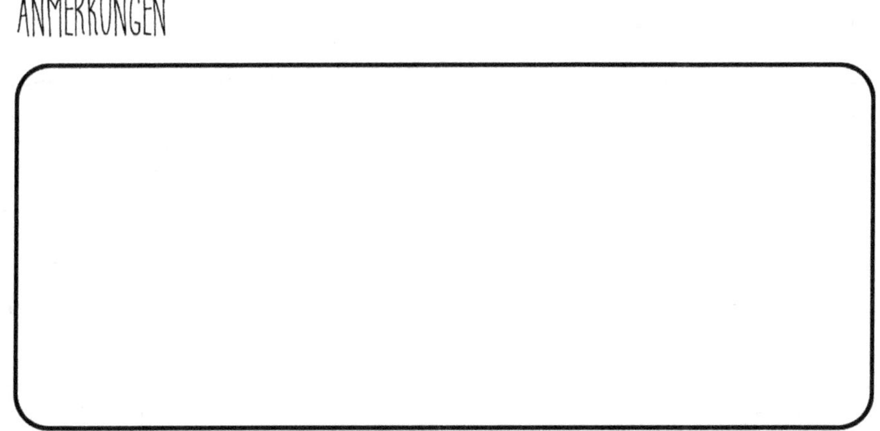

ES IST WICHTIG, SICH TÄGLICH NEUE ZIELE ZU SETZEN, SO BANAL SIE AUCH ERSCHEINEN MÖGEN.
SELBST DAS ERREICHEN EINES KLEINEN ZIELS KANN DIE MORAL STÄRKEN!

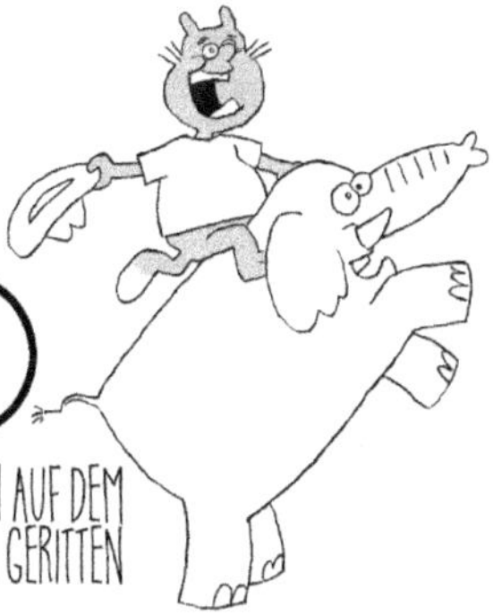

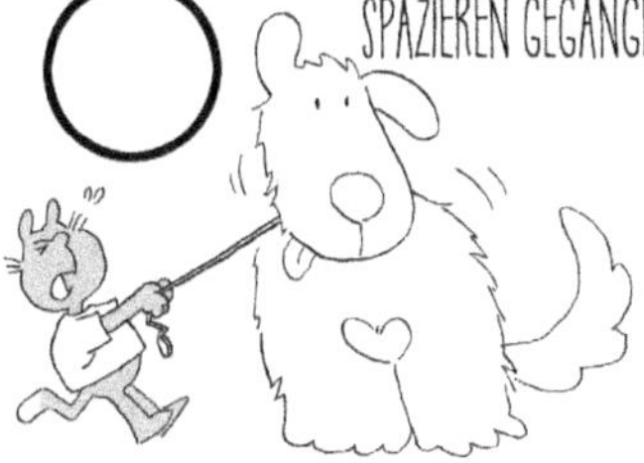

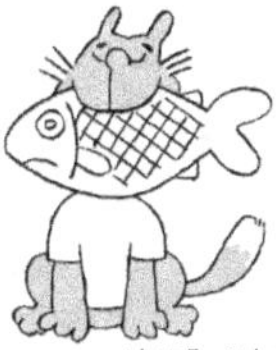

ANMERKUNGEN

HEUTE IST ...., DER .... (WOCHENTAG, DATUM)

HEUTE FÜHLE ICH MICH
(BITTE ANKREUZEN!)

WIE WAR IHRE STIMMUNG HEUTE? MACHEN SIE SICH KEINE SORGEN, WENN SIE SICH NICHT GUT GEFÜHLT HABEN. JEDE/R VON UNS KANN MAL EINEN SCHLECHTEN TAG HABEN.

KÖRPERLICHE AKTIVITÄT: HEUTE WAR ICH...

„SEHR AKTIV

AKTIV

MÄSSIG AKTIV

EIN BISSCHEN AKTIV

ICH MUSSTE PAUSE MACHEN

WAREN SIE AKTIV? GUT GEMACHT! MUSSTEN SIE SICH AUSRUHEN? KEINE SORGE – GENIESSEN SIE IHRE FREIE ZEIT!

ERNÄHRUNG: WAS HABEN SIE HEUTE GEGESSEN?

FRÜHSTÜCK	
MITTAGESSEN	
ABENDESSEN	
ZWISCHENMAHLZEITEN	

MEIN TÄGLICHES ZIEL: HEUTE...

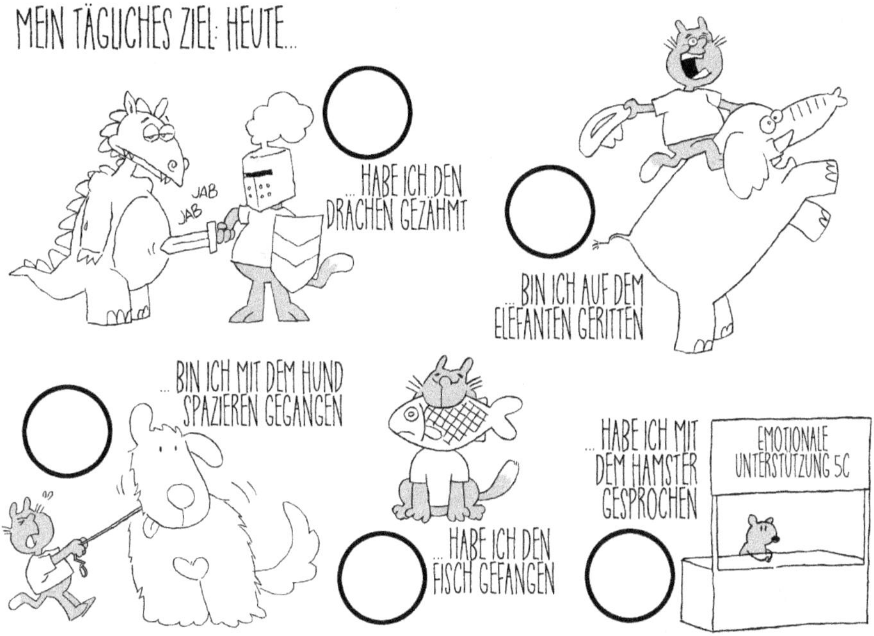

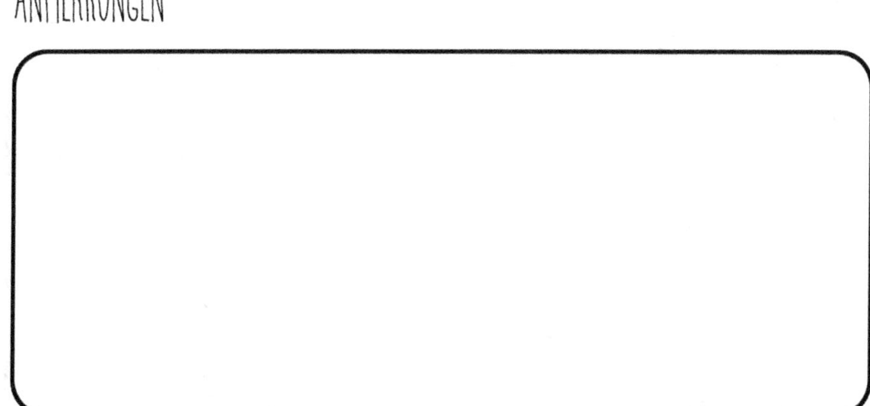

ES IST WICHTIG, SICH TÄGLICH NEUE ZIELE ZU SETZEN, SO BANAL SIE AUCH ERSCHEINEN MÖGEN.
SELBST DAS ERREICHEN EINES KLEINEN ZIELS KANN DIE MORAL STÄRKEN!

ANMERKUNGEN

HEUTE IST ...., DER ....(WOCHENTAG, DATUM)

HEUTE FÜHLE ICH MICH
(BITTE ANKREUZEN!)

WIE WAR IHRE STIMMUNG HEUTE? MACHEN SIE SICH KEINE SORGEN, WENN SIE SICH NICHT GUT GEFÜHLT HABEN.JEDE/R VON UNS KANN MAL EINEN SCHLECHTEN TAG HABEN.

KÖRPERLICHE AKTIVITÄT: HEUTE WAR ICH...

SEHR AKTIV

AKTIV

MÄSSIG AKTIV

EIN BISSCHEN AKTIV

ICH MUSSTE PAUSE MACHEN

WAREN SIE AKTIV? GUT GEMACHT! MUSSTEN SIE SICH AUSRUHEN? KEINE SORGE – GENIESSEN SIE IHRE FREIE ZEIT!

ERNÄHRUNG: WAS HABEN SIE HEUTE GEGESSEN?

FRÜHSTÜCK	
MITTAGESSEN	
ABENDESSEN	
ZWISCHENMAHLZEITEN	

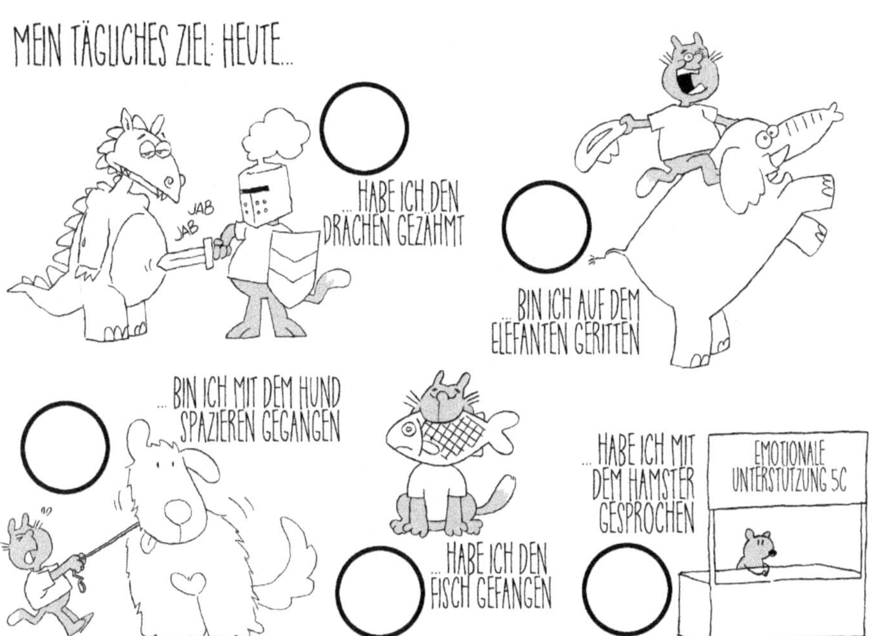

ES IST WICHTIG, SICH TÄGLICH NEUE ZIELE ZU SETZEN, SO BANAL SIE AUCH ERSCHEINEN MÖGEN.
SELBST DAS ERREICHEN EINES KLEINEN ZIELS KANN DIE MORAL STÄRKEN!

ANMERKUNGEN

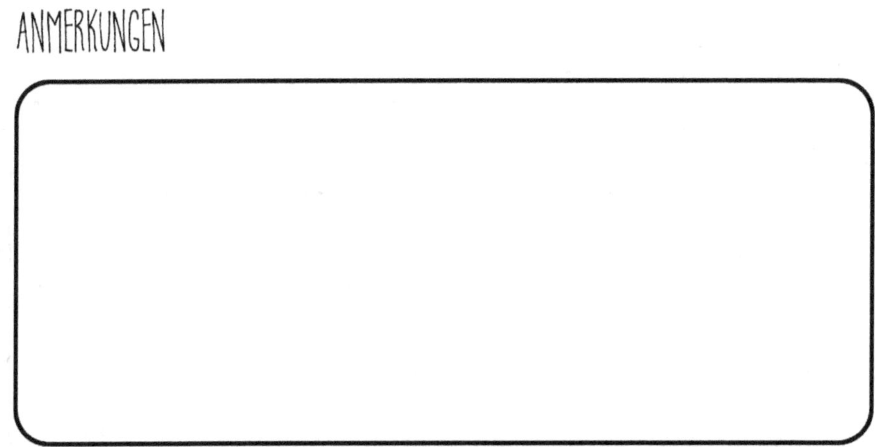

HEUTE IST ...., DER ....(WOCHENTAG, DATUM)

HEUTE FÜHLE ICH MICH
(BITTE ANKREUZEN!):

WIE WAR IHRE STIMMUNG HEUTE? MACHEN SIE SICH KEINE SORGEN, WENN SIE SICH NICHT GUT GEFÜHLT HABEN. JEDE/R VON UNS KANN MAL EINEN SCHLECHTEN TAG HABEN.

KÖRPERLICHE AKTIVITÄT: HEUTE WAR ICH...

WAREN SIE AKTIV? GUT GEMACHT! MUSSTEN SIE SICH AUSRUHEN? KEINE SORGE – GENIESSEN SIE IHRE FREIE ZEIT!

ERNÄHRUNG: WAS HABEN SIE HEUTE GEGESSEN?

FRÜHSTÜCK	
MITTAGESSEN	
ABENDESSEN	
ZWISCHENMAHLZEITEN	

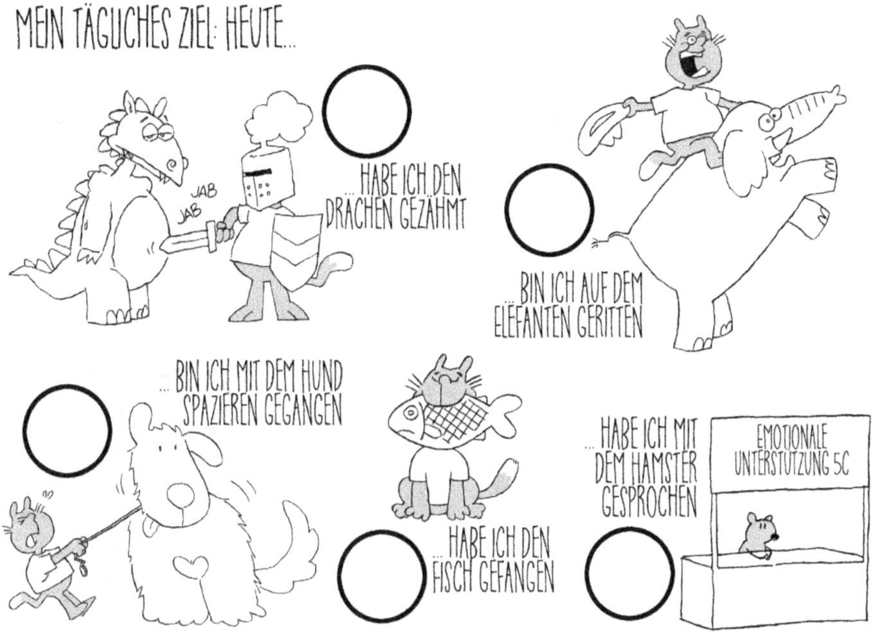

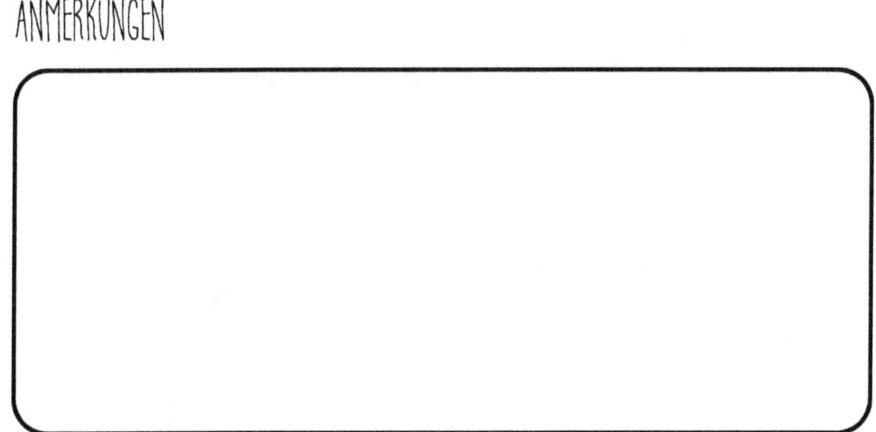

ES IST WICHTIG, SICH TÄGLICH NEUE ZIELE ZU SETZEN, SO BANAL SIE AUCH ERSCHEINEN MÖGEN.
SELBST DAS ERREICHEN EINES KLEINEN ZIELS KANN DIE MORAL STÄRKEN!

ANMERKUNGEN

HEUTE IST ...., DER ....(WOCHENTAG, DATUM)

HEUTE FÜHLE ICH MICH
(BITTE ANKREUZEN!):

WIE WAR IHRE STIMMUNG HEUTE? MACHEN SIE SICH KEINE SORGEN, WENN SIE SICH NICHT GUT GEFÜHLT HABEN. JEDE/R VON UNS KANN MAL EINEN SCHLECHTEN TAG HABEN.

KÖRPERLICHE AKTIVITÄT: HEUTE WAR ICH...

„SEHR AKTIV

AKTIV

MÄSSIG AKTIV

EIN BISSCHEN AKTIV

ICH MUSSTE
PAUSE MACHEN

WAREN SIE AKTIV? GUT GEMACHT! MUSSTEN SIE SICH AUSRUHEN? KEINE SORGE – GENIESSEN SIE IHRE FREIE ZEIT!

ERNÄHRUNG: WAS HABEN SIE HEUTE GEGESSEN?

FRÜHSTÜCK	
MITTAGESSEN	
ABENDESSEN	
ZWISCHENMAHLZEITEN	

MEIN TÄGLICHES ZIEL: HEUTE...

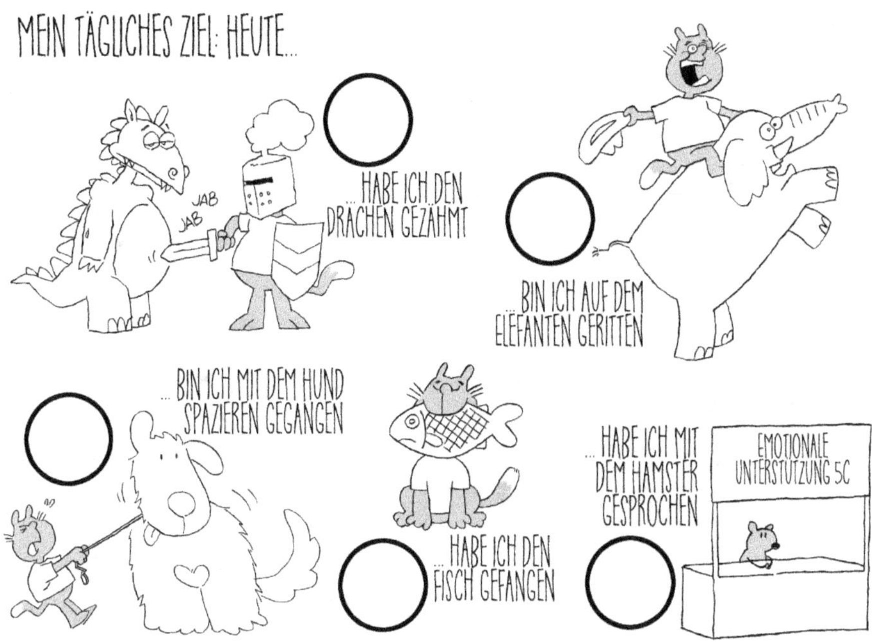

ES IST WICHTIG, SICH TÄGLICH NEUE ZIELE ZU SETZEN, SO BANAL SIE AUCH ERSCHEINEN MÖGEN.
SELBST DAS ERREICHEN EINES KLEINEN ZIELS KANN DIE MORAL STÄRKEN!

ANMERKUNGEN

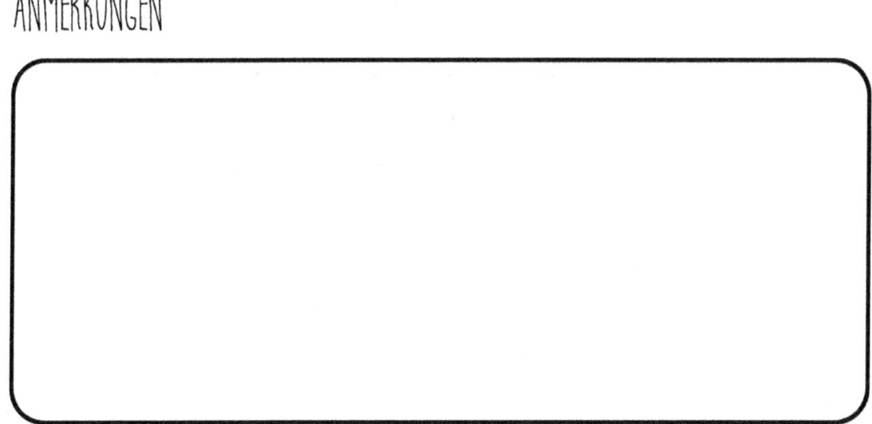

HEUTE IST ...., DER ....(WOCHENTAG, DATUM)

HEUTE FÜHLE ICH MICH
(BITTE ANKREUZEN!):

WIE WAR IHRE STIMMUNG HEUTE? MACHEN SIE SICH KEINE SORGEN, WENN SIE SICH NICHT GUT GEFÜHLT HABEN. JEDE/R VON UNS KANN MAL EINEN SCHLECHTEN TAG HABEN.

KÖRPERLICHE AKTIVITÄT: HEUTE WAR ICH...

SEHR AKTIV

AKTIV

MÄSSIG AKTIV

EIN BISSCHEN AKTIV

ICH MUSSTE PAUSE MACHEN

WAREN SIE AKTIV? GUT GEMACHT! MUSSTEN SIE SICH AUSRUHEN? KEINE SORGE – GENIESSEN SIE IHRE FREIE ZEIT!

ERNÄHRUNG: WAS HABEN SIE HEUTE GEGESSEN?

FRÜHSTÜCK	
MITTAGESSEN	
ABENDESSEN	
ZWISCHENMAHLZEITEN	

MEIN TÄGLICHES ZIEL: HEUTE...

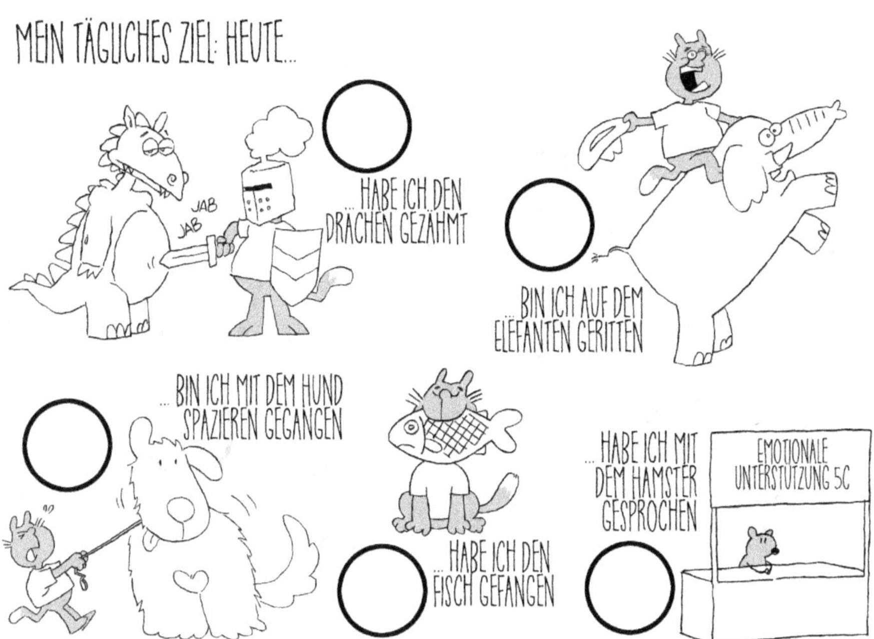

ES IST WICHTIG, SICH TÄGLICH NEUE ZIELE ZU SETZEN, SO BANAL SIE AUCH ERSCHEINEN MÖGEN.
SELBST DAS ERREICHEN EINES KLEINEN ZIELS KANN DIE MORAL STÄRKEN!

ANMERKUNGEN

HEUTE IST ...., DER .... (WOCHENTAG, DATUM)

HEUTE FÜHLE ICH MICH
(BITTE ANKREUZEN!):

WIE WAR IHRE STIMMUNG HEUTE? MACHEN SIE SICH KEINE SORGEN, WENN SIE SICH NICHT GUT GEFÜHLT HABEN. JEDE/R VON UNS KANN MAL EINEN SCHLECHTEN TAG HABEN.

KÖRPERLICHE AKTIVITÄT: HEUTE WAR ICH...

SEHR AKTIV

AKTIV

MÄSSIG AKTIV

EIN BISSCHEN AKTIV

ICH MUSSTE PAUSE MACHEN

WAREN SIE AKTIV? GUT GEMACHT! MUSSTEN SIE SICH AUSRUHEN? KEINE SORGE – GENIESSEN SIE IHRE FREIE ZEIT!

ERNÄHRUNG: WAS HABEN SIE HEUTE GEGESSEN?

FRÜHSTÜCK	
MITTAGESSEN	
ABENDESSEN	
ZWISCHENMAHLZEITEN	

MEIN TÄGLICHES ZIEL: HEUTE...

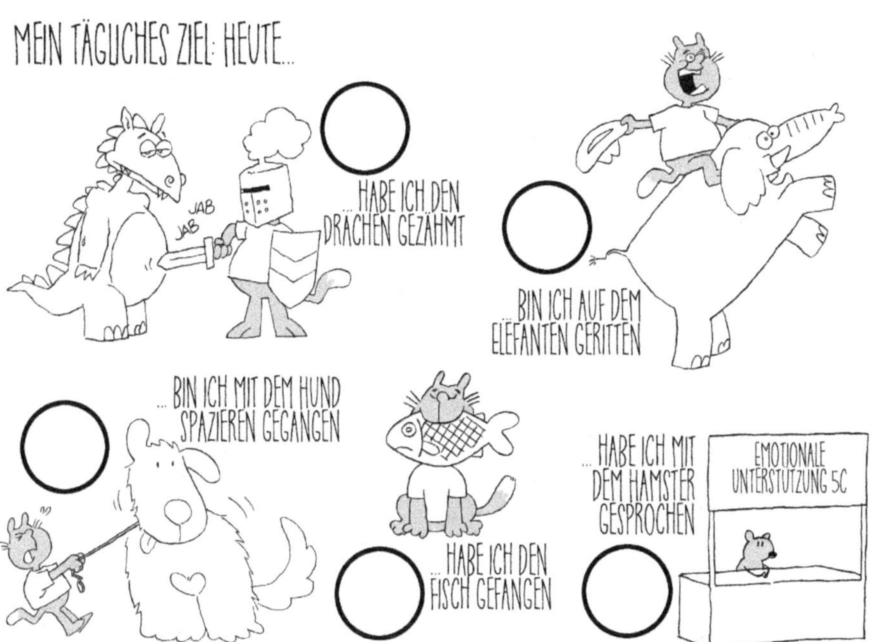

ES IST WICHTIG, SICH TÄGLICH NEUE ZIELE ZU SETZEN, SO BANAL SIE AUCH ERSCHEINEN MÖGEN.
SELBST DAS ERREICHEN EINES KLEINEN ZIELS KANN DIE MORAL STÄRKEN!

ANMERKUNGEN

HEUTE IST......................, DER..........................(WOCHENTAG, DATUM)

HEUTE FÜHLE ICH MICH
(BITTE ANKREUZEN!)

WIE WAR IHRE STIMMUNG HEUTE? MACHEN SIE SICH KEINE SORGEN, WENN SIE SICH NICHT GUT GEFÜHLT HABEN. JEDE/R VON UNS KANN MAL EINEN SCHLECHTEN TAG HABEN.

KÖRPERLICHE AKTIVITÄT: HEUTE WAR ICH...

„SEHR AKTIV

AKTIV

MÄSSIG AKTIV

EIN BISSCHEN AKTIV

ICH MUSSTE PAUSE MACHEN

WAREN SIE AKTIV? GUT GEMACHT! MUSSTEN SIE SICH AUSRUHEN? KEINE SORGE – GENIESSEN SIE IHRE FREIE ZEIT!

ERNÄHRUNG: WAS HABEN SIE HEUTE GEGESSEN?

FRÜHSTÜCK	
MITTAGESSEN	
ABENDESSEN	
ZWISCHENMAHLZEITEN	

MEIN TÄGLICHES ZIEL: HEUTE...

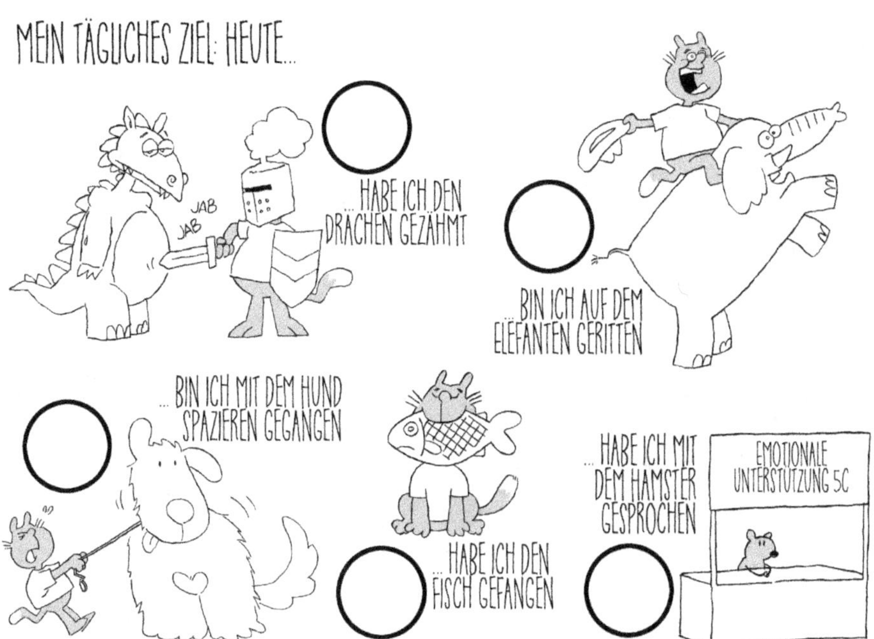

ES IST WICHTIG, SICH TÄGLICH NEUE ZIELE ZU SETZEN, SO BANAL SIE AUCH ERSCHEINEN MÖGEN. SELBST DAS ERREICHEN EINES KLEINEN ZIELS KANN DIE MORAL STÄRKEN!

ANMERKUNGEN

HEUTE IST ...., DER ....(WOCHENTAG, DATUM)

HEUTE FÜHLE ICH MICH
(BITTE ANKREUZEN!):

WIE WAR IHRE STIMMUNG HEUTE? MACHEN SIE SICH KEINE SORGEN, WENN SIE SICH NICHT GUT GEFÜHLT HABEN. JEDE/R VON UNS KANN MAL EINEN SCHLECHTEN TAG HABEN.

KÖRPERLICHE AKTIVITÄT: HEUTE WAR ICH...

SEHR AKTIV

AKTIV

MÄSSIG AKTIV

EIN BISSCHEN AKTIV

ICH MUSSTE PAUSE MACHEN

WAREN SIE AKTIV? GUT GEMACHT! MUSSTEN SIE SICH AUSRUHEN? KEINE SORGE – GENIESSEN SIE IHRE FREIE ZEIT!

ERNÄHRUNG: WAS HABEN SIE HEUTE GEGESSEN?

FRÜHSTÜCK	
MITTAGESSEN	
ABENDESSEN	
ZWISCHENMAHLZEITEN	

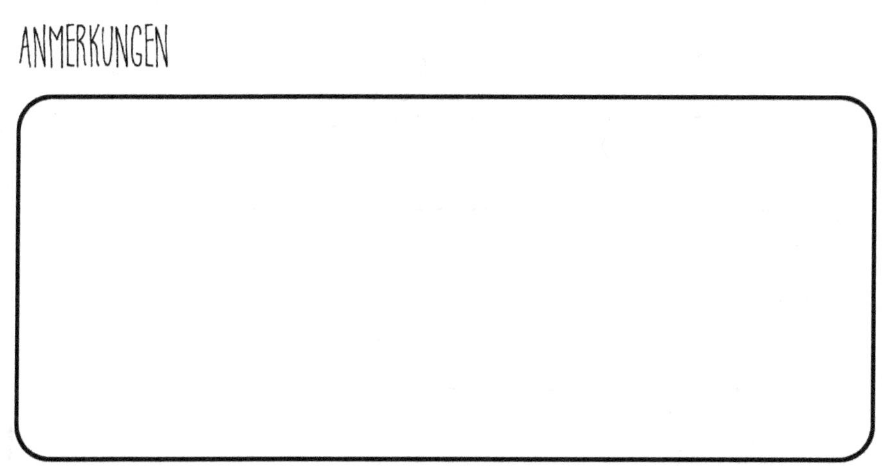

ANMERKUNGEN

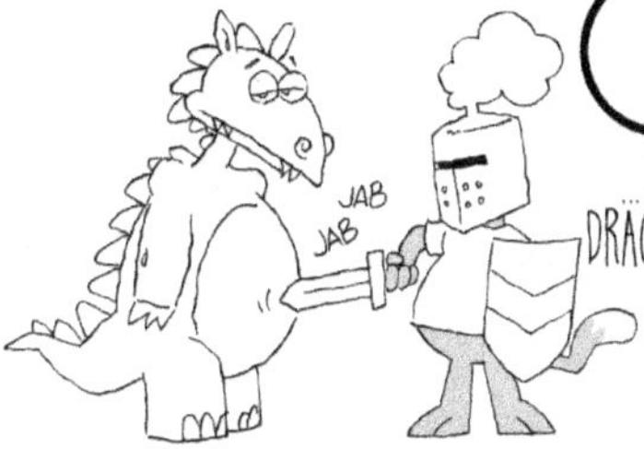

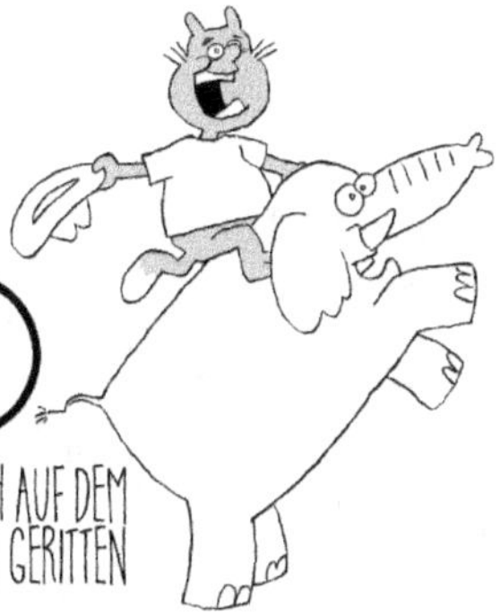

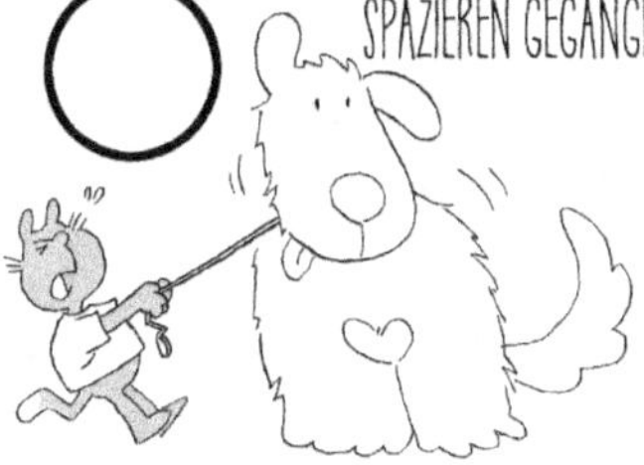

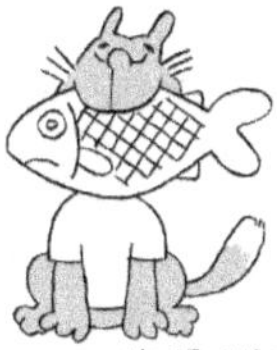

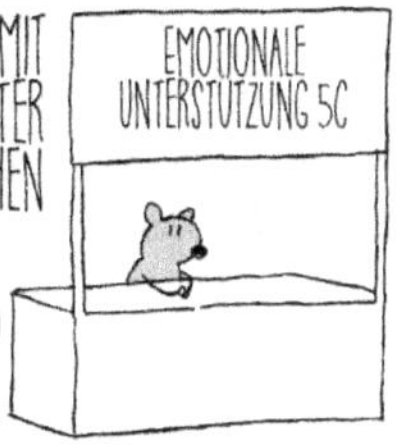

HEUTE IST ...., DER .... (WOCHENTAG, DATUM)

HEUTE FÜHLE ICH MICH
(BITTE ANKREUZEN!):

WIE WAR IHRE STIMMUNG HEUTE? MACHEN SIE SICH KEINE SORGEN, WENN SIE SICH NICHT GUT GEFÜHLT HABEN. JEDE/R VON UNS KANN MAL EINEN SCHLECHTEN TAG HABEN.

KÖRPERLICHE AKTIVITÄT: HEUTE WAR ICH...

„SEHR AKTIV

AKTIV

MÄSSIG AKTIV

EIN BISSCHEN AKTIV

ICH MUSSTE PAUSE MACHEN

WAREN SIE AKTIV? GUT GEMACHT! MUSSTEN SIE SICH AUSRUHEN? KEINE SORGE – GENIESSEN SIE IHRE FREIE ZEIT!

ERNÄHRUNG: WAS HABEN SIE HEUTE GEGESSEN?

FRÜHSTÜCK	
MITTAGESSEN	
ABENDESSEN	
ZWISCHENMAHLZEITEN	

MEIN TÄGLICHES ZIEL: HEUTE...

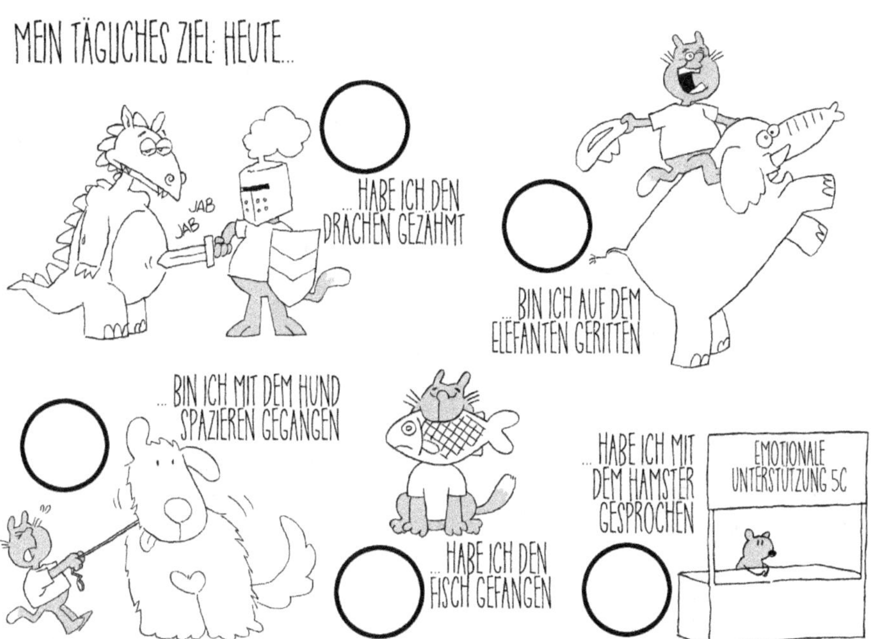

ES IST WICHTIG, SICH TÄGLICH NEUE ZIELE ZU SETZEN, SO BANAL SIE AUCH ERSCHEINEN MÖGEN.
SELBST DAS ERREICHEN EINES KLEINEN ZIELS KANN DIE MORAL STÄRKEN!

ANMERKUNGEN

HEUTE IST ...., DER ....(WOCHENTAG, DATUM)

HEUTE FÜHLE ICH MICH
(BITTE ANKREUZEN!):

WIE WAR IHRE STIMMUNG HEUTE? MACHEN SIE SICH KEINE SORGEN, WENN SIE SICH NICHT GUT GEFÜHLT HABEN. JEDE/R VON UNS KANN MAL EINEN SCHLECHTEN TAG HABEN.

KÖRPERLICHE AKTIVITÄT: HEUTE WAR ICH...

WAREN SIE AKTIV? GUT GEMACHT! MUSSTEN SIE SICH AUSRUHEN? KEINE SORGE – GENIESSEN SIE IHRE FREIE ZEIT!

ERNÄHRUNG: WAS HABEN SIE HEUTE GEGESSEN?

FRÜHSTÜCK	
MITTAGESSEN	
ABENDESSEN	
ZWISCHENMAHLZEITEN	

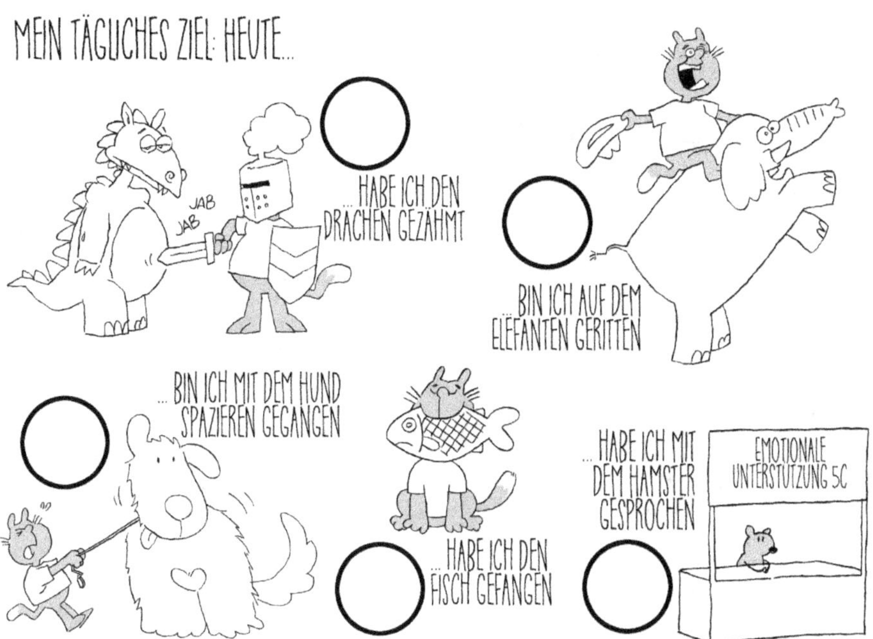

ES IST WICHTIG, SICH TÄGLICH NEUE ZIELE ZU SETZEN, SO BANAL SIE AUCH ERSCHEINEN MÖGEN.
SELBST DAS ERREICHEN EINES KLEINEN ZIELS KANN DIE MORAL STÄRKEN!

ANMERKUNGEN

HEUTE IST ...., DER .... (WOCHENTAG, DATUM)

HEUTE FÜHLE ICH MICH
(BITTE ANKREUZEN!):

WIE WAR IHRE STIMMUNG HEUTE? MACHEN SIE SICH KEINE SORGEN, WENN SIE SICH NICHT GUT GEFÜHLT HABEN. JEDE/R VON UNS KANN MAL EINEN SCHLECHTEN TAG HABEN.

KÖRPERLICHE AKTIVITÄT: HEUTE WAR ICH...

WAREN SIE AKTIV? GUT GEMACHT! MUSSTEN SIE SICH AUSRUHEN? KEINE SORGE – GENIESSEN SIE IHRE FREIE ZEIT!

ERNÄHRUNG: WAS HABEN SIE HEUTE GEGESSEN?

FRÜHSTÜCK	
MITTAGESSEN	
ABENDESSEN	
ZWISCHENMAHLZEITEN	

MEIN TÄGLICHES ZIEL: HEUTE...

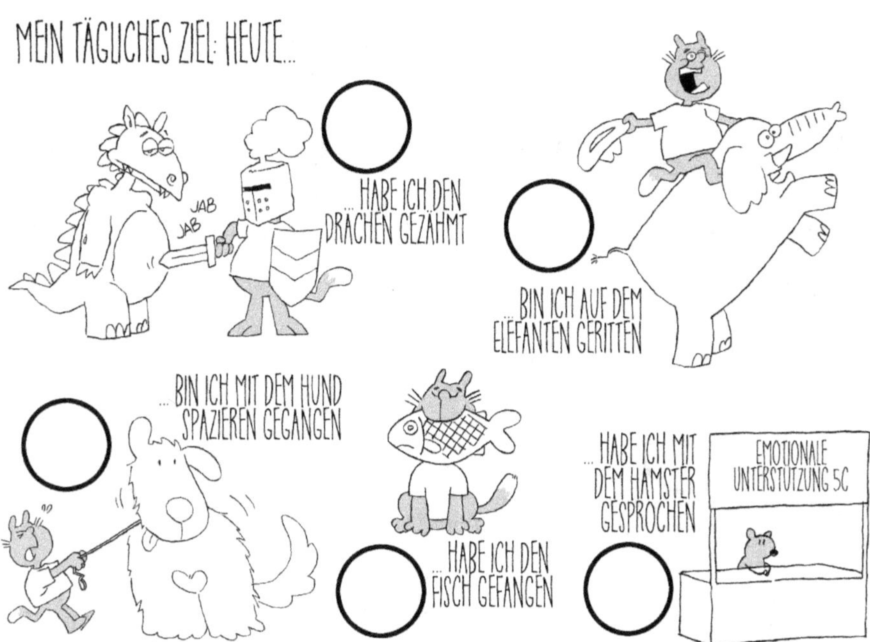

ES IST WICHTIG, SICH TÄGLICH NEUE ZIELE ZU SETZEN, SO BANAL SIE AUCH ERSCHEINEN MÖGEN. SELBST DAS ERREICHEN EINES KLEINEN ZIELS KANN DIE MORAL STÄRKEN!

ANMERKUNGEN

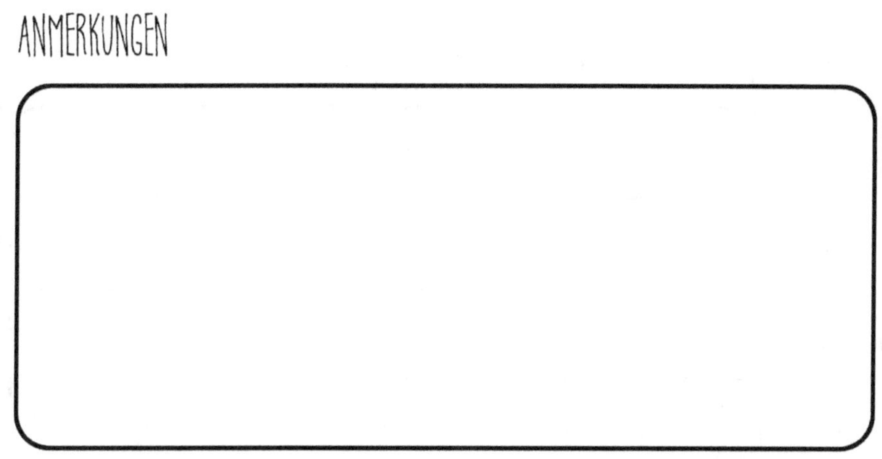

HEUTE IST ...., DER .... (WOCHENTAG, DATUM)

HEUTE FÜHLE ICH MICH
(BITTE ANKREUZEN):

WIE WAR IHRE STIMMUNG HEUTE? MACHEN SIE SICH KEINE SORGEN, WENN SIE SICH NICHT GUT GEFÜHLT HABEN. JEDE/R VON UNS KANN MAL EINEN SCHLECHTEN TAG HABEN.

KÖRPERLICHE AKTIVITÄT: HEUTE WAR ICH...

„SEHR AKTIV

AKTIV

MÄSSIG AKTIV

EIN BISSCHEN AKTIV

ICH MUSSTE
PAUSE MACHEN

WAREN SIE AKTIV? GUT GEMACHT! MUSSTEN SIE SICH AUSRUHEN? KEINE SORGE – GENIESSEN SIE IHRE FREIE ZEIT!

ERNÄHRUNG: WAS HABEN SIE HEUTE GEGESSEN?

FRÜHSTÜCK	
MITTAGESSEN	
ABENDESSEN	
ZWISCHENMAHLZEITEN	

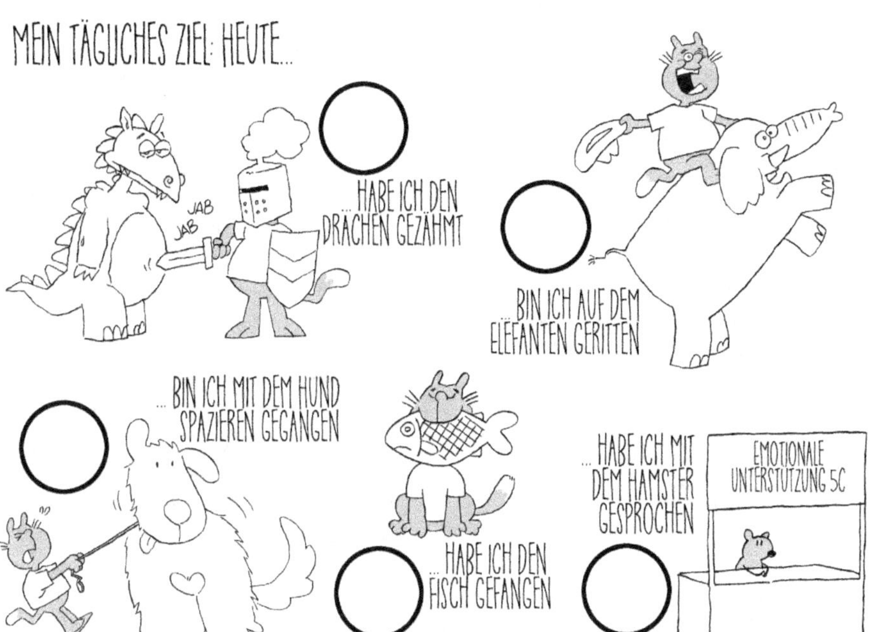

ES IST WICHTIG, SICH TÄGLICH NEUE ZIELE ZU SETZEN, SO BANAL SIE AUCH ERSCHEINEN MÖGEN. SELBST DAS ERREICHEN EINES KLEINEN ZIELS KANN DIE MORAL STÄRKEN!

ANMERKUNGEN

HEUTE IST ...., DER .... (WOCHENTAG, DATUM)

HEUTE FÜHLE ICH MICH
(BITTE ANKREUZEN!):

WIE WAR IHRE STIMMUNG HEUTE? MACHEN SIE SICH KEINE SORGEN, WENN SIE SICH NICHT GUT GEFÜHLT HABEN. JEDE/R VON UNS KANN MAL EINEN SCHLECHTEN TAG HABEN.

KÖRPERLICHE AKTIVITÄT: HEUTE WAR ICH...

SEHR AKTIV

AKTIV

MÄSSIG AKTIV

EIN BISSCHEN AKTIV

ICH MUSSTE PAUSE MACHEN

WAREN SIE AKTIV? GUT GEMACHT! MUSSTEN SIE SICH AUSRUHEN? KEINE SORGE – GENIESSEN SIE IHRE FREIE ZEIT!

ERNÄHRUNG: WAS HABEN SIE HEUTE GEGESSEN?

FRÜHSTÜCK	
MITTAGESSEN	
ABENDESSEN	
ZWISCHENMAHLZEITEN	

MEIN TÄGLICHES ZIEL: HEUTE...

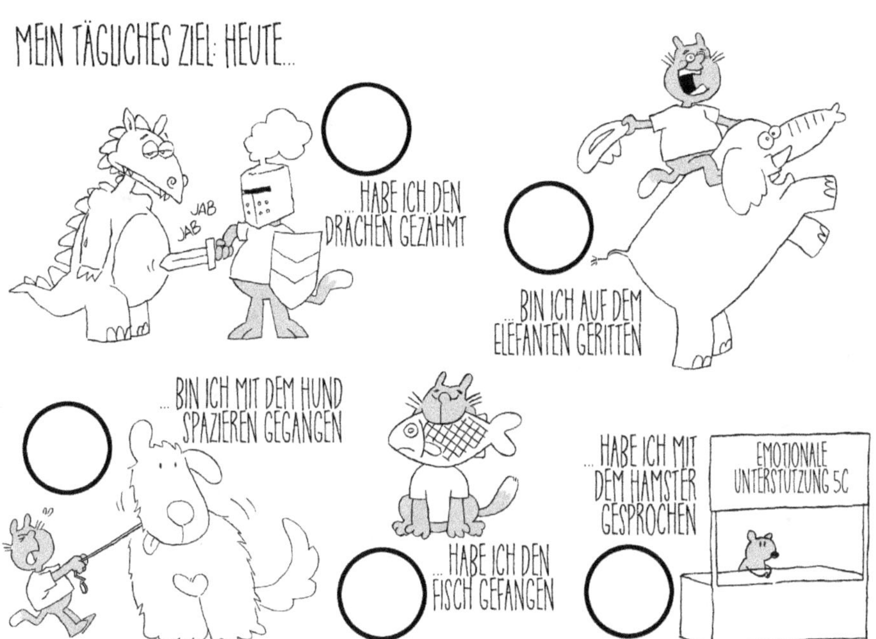

ES IST WICHTIG, SICH TÄGLICH NEUE ZIELE ZU SETZEN, SO BANAL SIE AUCH ERSCHEINEN MÖGEN.
SELBST DAS ERREICHEN EINES KLEINEN ZIELS KANN DIE MORAL STÄRKEN!

ANMERKUNGEN

HEUTE IST ...., DER ....(WOCHENTAG, DATUM)

HEUTE FÜHLE ICH MICH
(BITTE ANKREUZEN!):

WIE WAR IHRE STIMMUNG HEUTE? MACHEN SIE SICH KEINE SORGEN, WENN SIE SICH NICHT GUT GEFÜHLT HABEN. JEDE/R VON UNS KANN MAL EINEN SCHLECHTEN TAG HABEN.

KÖRPERLICHE AKTIVITÄT: HEUTE WAR ICH...

WAREN SIE AKTIV? GUT GEMACHT! MUSSTEN SIE SICH AUSRUHEN? KEINE SORGE – GENIESSEN SIE IHRE FREIE ZEIT!

ERNÄHRUNG: WAS HABEN SIE HEUTE GEGESSEN?

FRÜHSTÜCK	
MITTAGESSEN	
ABENDESSEN	
ZWISCHENMAHLZEITEN	

MEIN TÄGLICHES ZIEL: HEUTE...

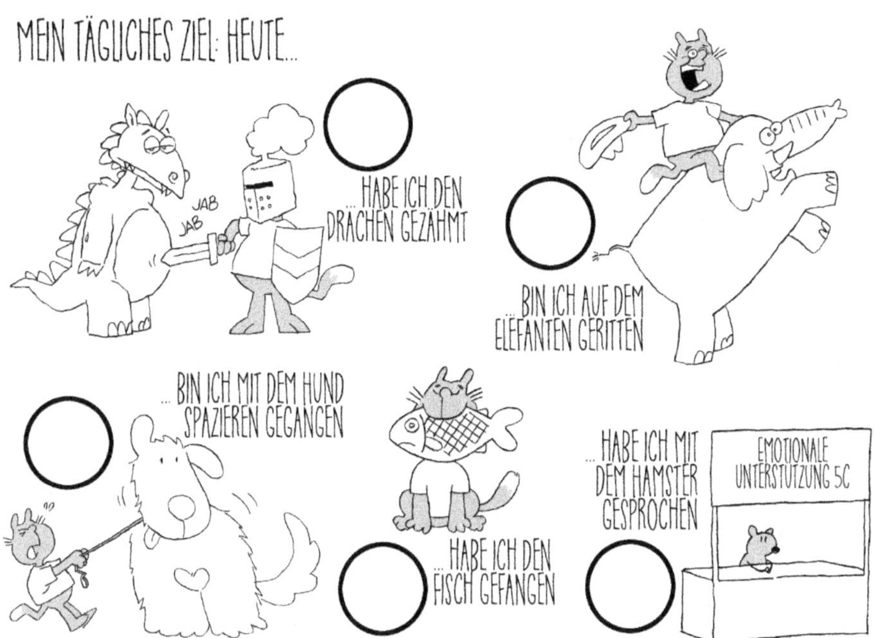

ES IST WICHTIG, SICH TÄGLICH NEUE ZIELE ZU SETZEN, SO BANAL SIE AUCH ERSCHEINEN MÖGEN. SELBST DAS ERREICHEN EINES KLEINEN ZIELS KANN DIE MORAL STÄRKEN!

ANMERKUNGEN

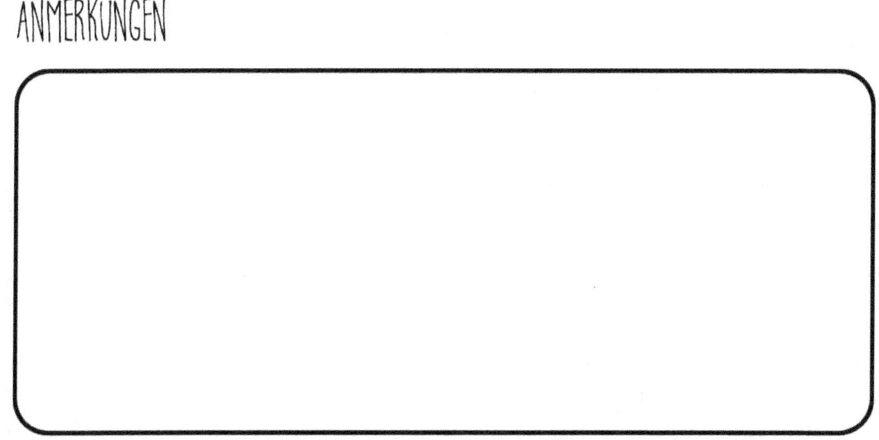

HEUTE IST ...., DER ....(WOCHENTAG, DATUM)

HEUTE FÜHLE ICH MICH
(BITTE ANKREUZEN!):

WIE WAR IHRE STIMMUNG HEUTE? MACHEN SIE SICH KEINE SORGEN, WENN SIE SICH NICHT GUT GEFÜHLT HABEN. JEDE/R VON UNS KANN MAL EINEN SCHLECHTEN TAG HABEN.

KÖRPERLICHE AKTIVITÄT: HEUTE WAR ICH...

SEHR AKTIV

AKTIV

MÄSSIG AKTIV

EIN BISSCHEN AKTIV

ICH MUSSTE PAUSE MACHEN

WAREN SIE AKTIV? GUT GEMACHT! MUSSTEN SIE SICH AUSRUHEN? KEINE SORGE – GENIESSEN SIE IHRE FREIE ZEIT!

ERNÄHRUNG: WAS HABEN SIE HEUTE GEGESSEN?

FRÜHSTÜCK	
MITTAGESSEN	
ABENDESSEN	
ZWISCHENMAHLZEITEN	

MEIN TÄGLICHES ZIEL: HEUTE...

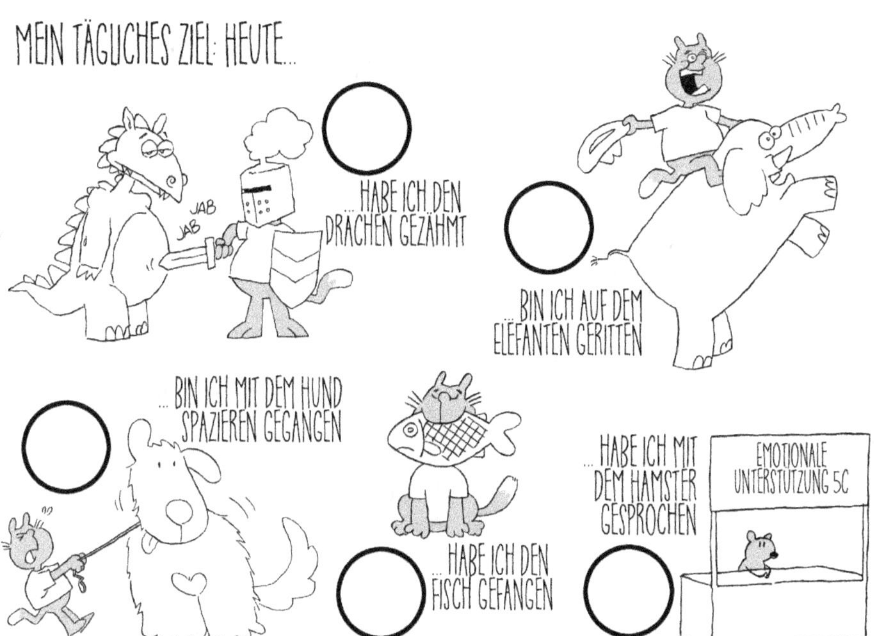

ES IST WICHTIG, SICH TÄGLICH NEUE ZIELE ZU SETZEN, SO BANAL SIE AUCH ERSCHEINEN MÖGEN. SELBST DAS ERREICHEN EINES KLEINEN ZIELS KANN DIE MORAL STÄRKEN!

ANMERKUNGEN

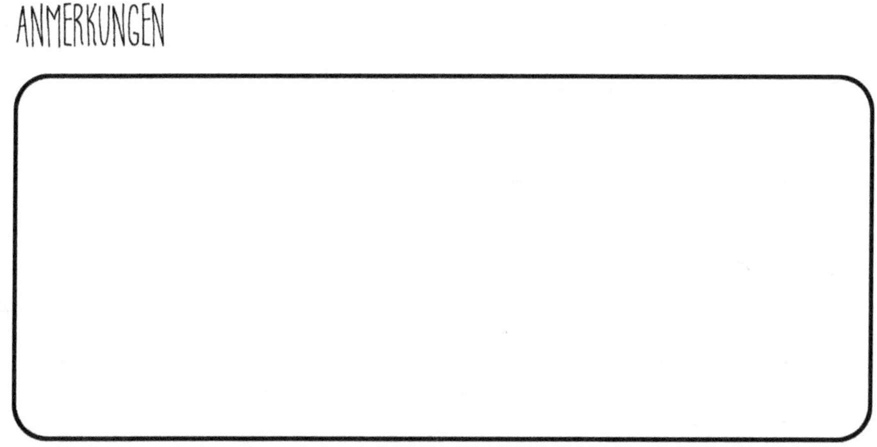

HEUTE IST ...., DER ....(WOCHENTAG, DATUM)

HEUTE FÜHLE ICH MICH
(BITTE ANKREUZEN!):

WIE WAR IHRE STIMMUNG HEUTE? MACHEN SIE SICH KEINE SORGEN, WENN SIE SICH NICHT GUT GEFÜHLT HABEN. JEDE/R VON UNS KANN MAL EINEN SCHLECHTEN TAG HABEN.

KÖRPERLICHE AKTIVITÄT: HEUTE WAR ICH...

WAREN SIE AKTIV? GUT GEMACHT! MUSSTEN SIE SICH AUSRUHEN? KEINE SORGE – GENIESSEN SIE IHRE FREIE ZEIT!

ERNÄHRUNG: WAS HABEN SIE HEUTE GEGESSEN?

FRÜHSTÜCK	
MITTAGESSEN	
ABENDESSEN	
ZWISCHENMAHLZEITEN	

MEIN TÄGLICHES ZIEL: HEUTE...

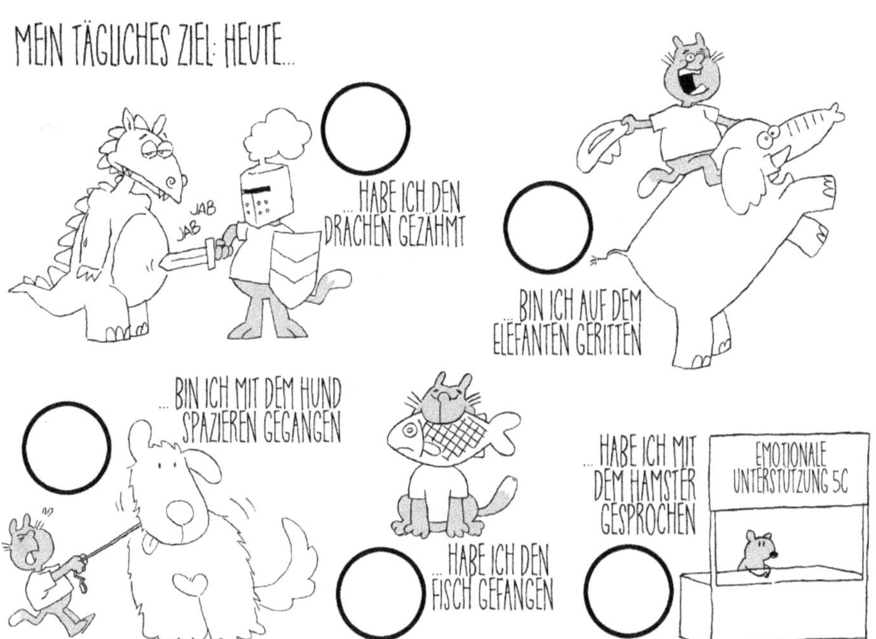

ES IST WICHTIG, SICH TÄGLICH NEUE ZIELE ZU SETZEN, SO BANAL SIE AUCH ERSCHEINEN MÖGEN. SELBST DAS ERREICHEN EINES KLEINEN ZIELS KANN DIE MORAL STÄRKEN!

ANMERKUNGEN

HEUTE IST ...., DER ....(WOCHENTAG, DATUM)

HEUTE FÜHLE ICH MICH
(BITTE ANKREUZEN!):

WIE WAR IHRE STIMMUNG HEUTE? MACHEN SIE SICH KEINE SORGEN, WENN SIE SICH NICHT GUT GEFÜHLT HABEN. JEDE/R VON UNS KANN MAL EINEN SCHLECHTEN TAG HABEN.

KÖRPERLICHE AKTIVITÄT: HEUTE WAR ICH...

SEHR AKTIV

AKTIV

MÄSSIG AKTIV

EIN BISSCHEN AKTIV

ICH MUSSTE PAUSE MACHEN

WAREN SIE AKTIV? GUT GEMACHT! MUSSTEN SIE SICH AUSRUHEN? KEINE SORGE – GENIESSEN SIE IHRE FREIE ZEIT!

ERNÄHRUNG: WAS HABEN SIE HEUTE GEGESSEN?

FRÜHSTÜCK	
MITTAGESSEN	
ABENDESSEN	
ZWISCHENMAHLZEITEN	

MEIN TÄGLICHES ZIEL: HEUTE...

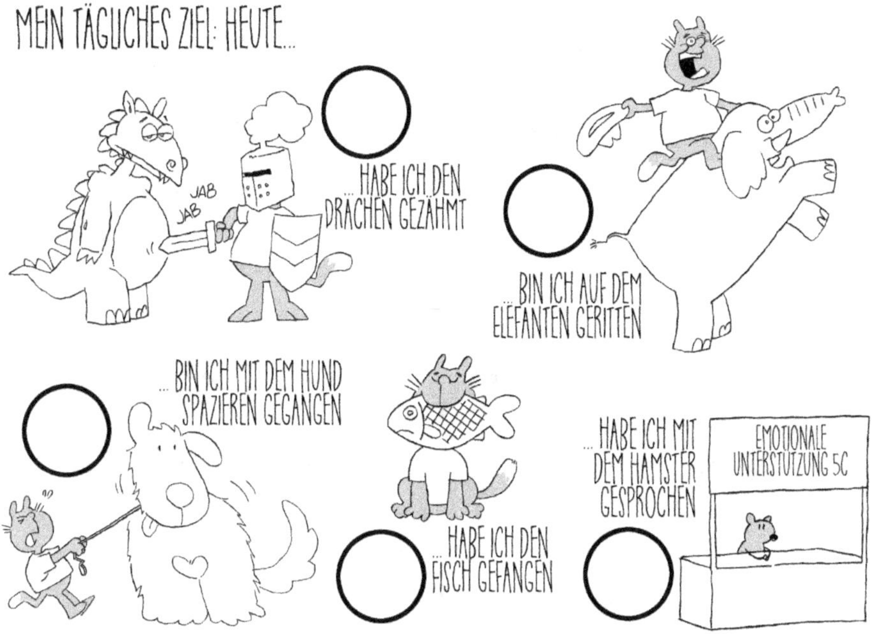

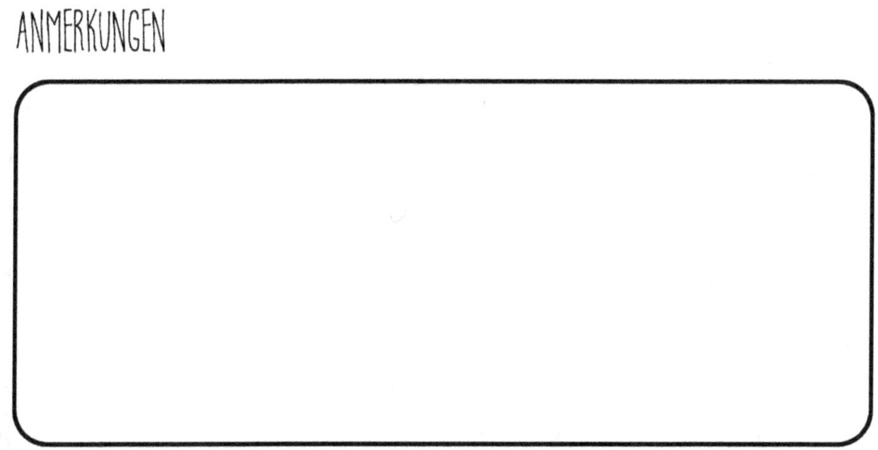

ES IST WICHTIG, SICH TÄGLICH NEUE ZIELE ZU SETZEN, SO BANAL SIE AUCH ERSCHEINEN MÖGEN. SELBST DAS ERREICHEN EINES KLEINEN ZIELS KANN DIE MORAL STÄRKEN!

ANMERKUNGEN

HEUTE IST................., DER........................(WOCHENTAG, DATUM)

HEUTE FÜHLE ICH MICH
(BITTE ANKREUZEN!):

WIE WAR IHRE STIMMUNG HEUTE? MACHEN SIE SICH KEINE SORGEN, WENN SIE SICH NICHT GUT GEFÜHLT HABEN. JEDE/R VON UNS KANN MAL EINEN SCHLECHTEN TAG HABEN.

KÖRPERLICHE AKTIVITÄT: HEUTE WAR ICH...

SEHR AKTIV

AKTIV

MÄSSIG AKTIV

EIN BISSCHEN AKTIV

ICH MUSSTE PAUSE MACHEN

WAREN SIE AKTIV? GUT GEMACHT! MUSSTEN SIE SICH AUSRUHEN? KEINE SORGE – GENIESSEN SIE IHRE FREIE ZEIT!

ERNÄHRUNG: WAS HABEN SIE HEUTE GEGESSEN?

FRÜHSTÜCK	
MITTAGESSEN	
ABENDESSEN	
ZWISCHENMAHLZEITEN	

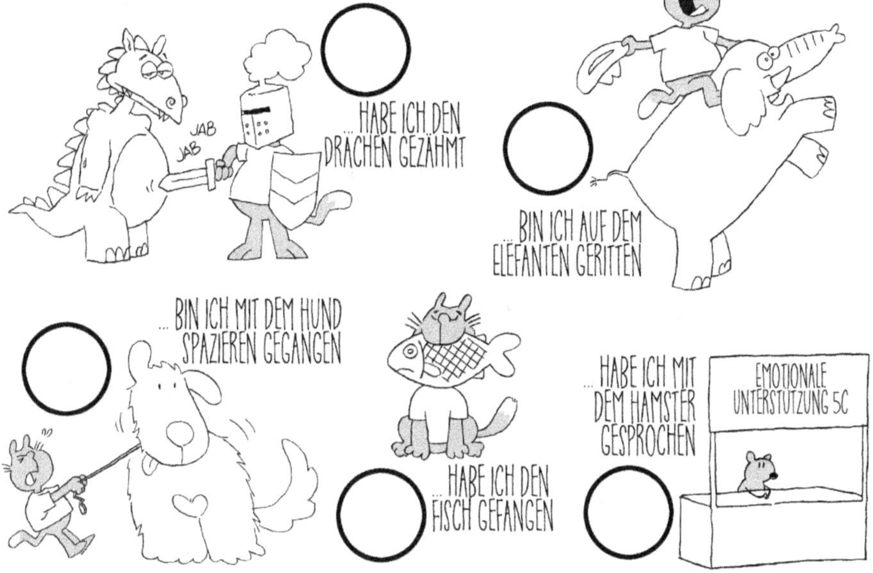

ES IST WICHTIG, SICH TÄGLICH NEUE ZIELE ZU SETZEN, SO BANAL SIE AUCH ERSCHEINEN MÖGEN. SELBST DAS ERREICHEN EINES KLEINEN ZIELS KANN DIE MORAL STÄRKEN!

ANMERKUNGEN

HEUTE IST ...., DER .... (WOCHENTAG, DATUM)

HEUTE FÜHLE ICH MICH
(BITTE ANKREUZEN!)

WIE WAR IHRE STIMMUNG HEUTE? MACHEN SIE SICH KEINE SORGEN, WENN SIE SICH NICHT GUT GEFÜHLT HABEN. JEDE/R VON UNS KANN MAL EINEN SCHLECHTEN TAG HABEN.

KÖRPERLICHE AKTIVITÄT: HEUTE WAR ICH...

WAREN SIE AKTIV? GUT GEMACHT! MUSSTEN SIE SICH AUSRUHEN? KEINE SORGE – GENIESSEN SIE IHRE FREIE ZEIT!

ERNÄHRUNG: WAS HABEN SIE HEUTE GEGESSEN?

FRÜHSTÜCK	
MITTAGESSEN	
ABENDESSEN	
ZWISCHENMAHLZEITEN	

MEIN TÄGLICHES ZIEL: HEUTE...

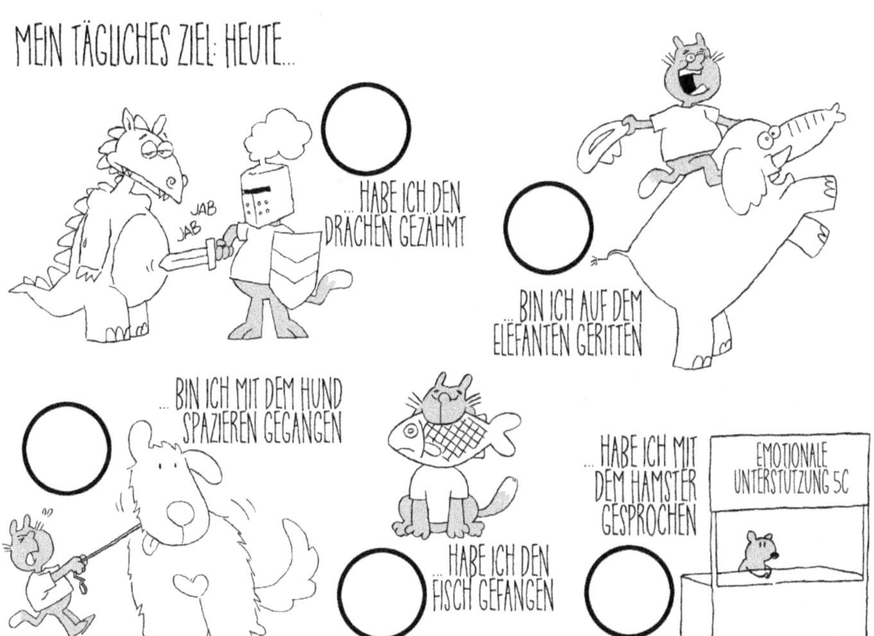

ES IST WICHTIG, SICH TÄGLICH NEUE ZIELE ZU SETZEN, SO BANAL SIE AUCH ERSCHEINEN MÖGEN. SELBST DAS ERREICHEN EINES KLEINEN ZIELS KANN DIE MORAL STÄRKEN!

ANMERKUNGEN

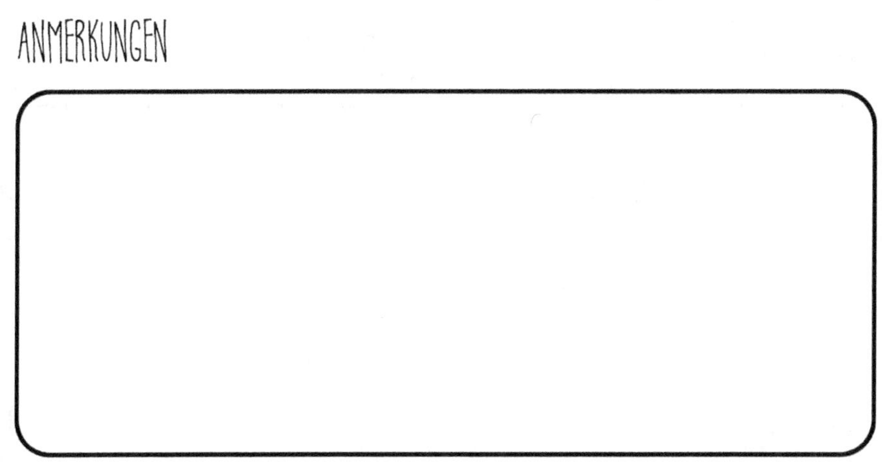

HEUTE IST ...., DER ....(WOCHENTAG, DATUM)

HEUTE FÜHLE ICH MICH
(BITTE ANKREUZEN):

WIE WAR IHRE STIMMUNG HEUTE? MACHEN SIE SICH KEINE SORGEN, WENN SIE SICH NICHT GUT GEFÜHLT HABEN. JEDE/R VON UNS KANN MAL EINEN SCHLECHTEN TAG HABEN.

KÖRPERLICHE AKTIVITÄT: HEUTE WAR ICH...

SEHR AKTIV

AKTIV

MÄSSIG AKTIV

EIN BISSCHEN AKTIV

ICH MUSSTE PAUSE MACHEN

WAREN SIE AKTIV? GUT GEMACHT! MUSSTEN SIE SICH AUSRUHEN? KEINE SORGE – GENIESSEN SIE IHRE FREIE ZEIT!

ERNÄHRUNG: WAS HABEN SIE HEUTE GEGESSEN?

FRÜHSTÜCK	
MITTAGESSEN	
ABENDESSEN	
ZWISCHENMAHLZEITEN	

MEIN TÄGLICHES ZIEL: HEUTE...

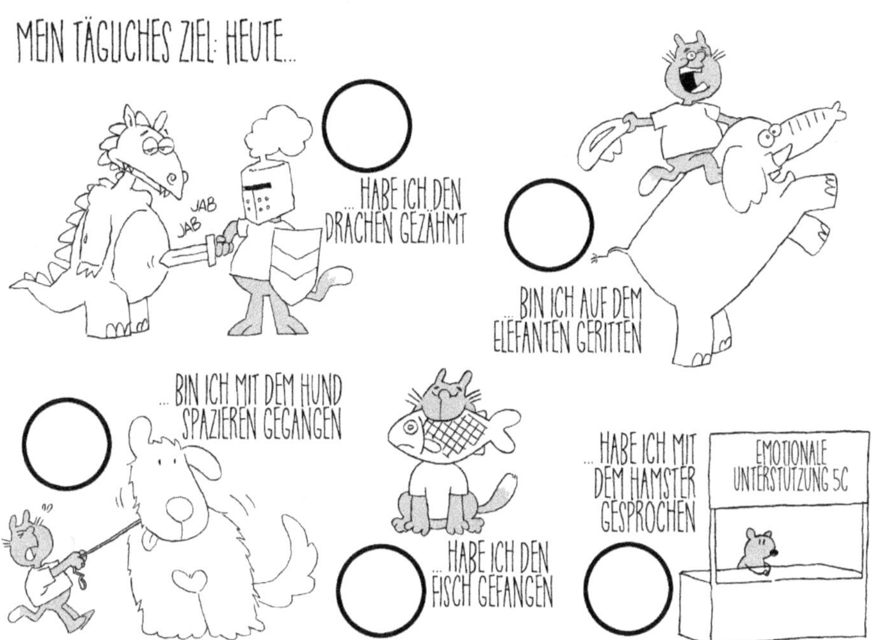

ES IST WICHTIG, SICH TÄGLICH NEUE ZIELE ZU SETZEN, SO BANAL SIE AUCH ERSCHEINEN MÖGEN. SELBST DAS ERREICHEN EINES KLEINEN ZIELS KANN DIE MORAL STÄRKEN!

ANMERKUNGEN

HEUTE IST ...., DER .... (WOCHENTAG, DATUM)

HEUTE FÜHLE ICH MICH
(BITTE ANKREUZEN!):

WIE WAR IHRE STIMMUNG HEUTE? MACHEN SIE SICH KEINE SORGEN, WENN SIE SICH NICHT GUT GEFÜHLT HABEN.JEDE/R VON UNS KANN MAL EINEN SCHLECHTEN TAG HABEN.

KÖRPERLICHE AKTIVITÄT: HEUTE WAR ICH...

SEHR AKTIV

AKTIV

MÄSSIG AKTIV

EIN BISSCHEN AKTIV

ICH MUSSTE PAUSE MACHEN

WAREN SIE AKTIV? GUT GEMACHT! MUSSTEN SIE SICH AUSRUHEN? KEINE SORGE – GENIESSEN SIE IHRE FREIE ZEIT!

ERNÄHRUNG: WAS HABEN SIE HEUTE GEGESSEN?

FRÜHSTÜCK	
MITTAGESSEN	
ABENDESSEN	
ZWISCHENMAHLZEITEN	

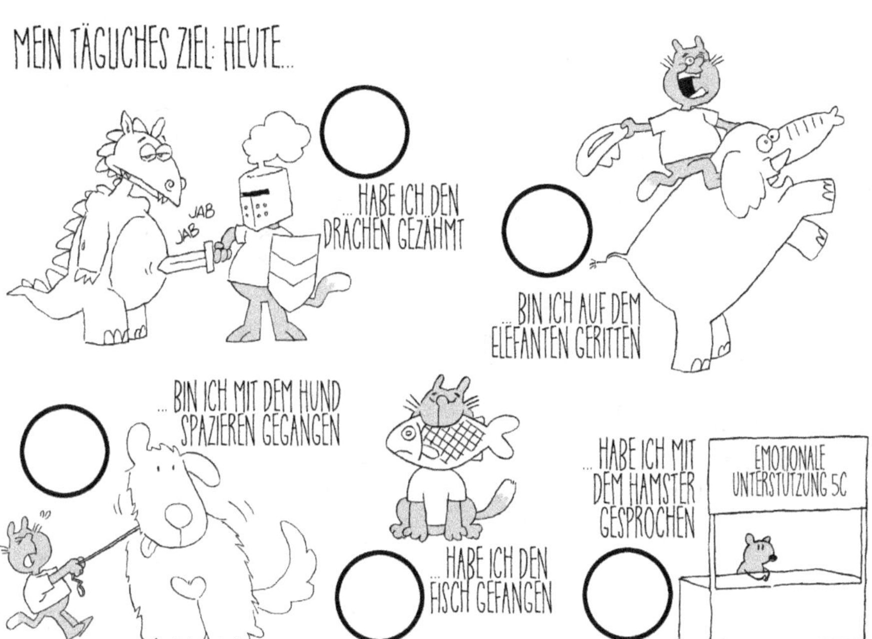

ES IST WICHTIG, SICH TÄGLICH NEUE ZIELE ZU SETZEN, SO BANAL SIE AUCH ERSCHEINEN MÖGEN. SELBST DAS ERREICHEN EINES KLEINEN ZIELS KANN DIE MORAL STÄRKEN!

ANMERKUNGEN

HEUTE IST ...., DER ....(WOCHENTAG, DATUM)

HEUTE FÜHLE ICH MICH
(BITTE ANKREUZEN!)

WIE WAR IHRE STIMMUNG HEUTE? MACHEN SIE SICH KEINE SORGEN, WENN SIE SICH NICHT GUT GEFÜHLT HABEN. JEDE/R VON UNS KANN MAL EINEN SCHLECHTEN TAG HABEN.

KÖRPERLICHE AKTIVITÄT: HEUTE WAR ICH...

SEHR AKTIV

AKTIV

MÄSSIG AKTIV

EIN BISSCHEN AKTIV

ICH MUSSTE PAUSE MACHEN

WAREN SIE AKTIV? GUT GEMACHT! MUSSTEN SIE SICH AUSRUHEN? KEINE SORGE – GENIESSEN SIE IHRE FREIE ZEIT!

ERNÄHRUNG: WAS HABEN SIE HEUTE GEGESSEN?

FRÜHSTÜCK	
MITTAGESSEN	
ABENDESSEN	
ZWISCHENMAHLZEITEN	

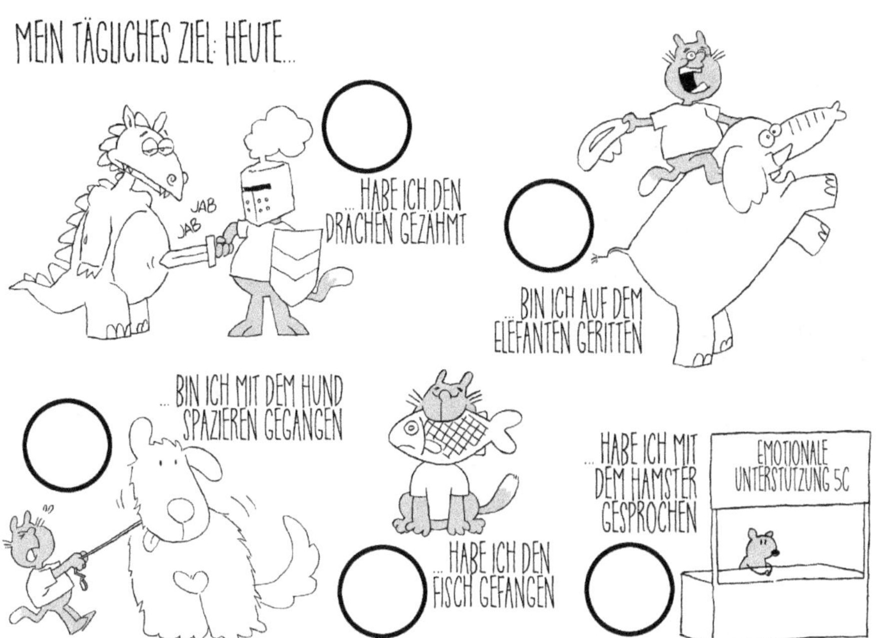

ES IST WICHTIG, SICH TÄGLICH NEUE ZIELE ZU SETZEN, SO BANAL SIE AUCH ERSCHEINEN MÖGEN.
SELBST DAS ERREICHEN EINES KLEINEN ZIELS KANN DIE MORAL STÄRKEN!

ANMERKUNGEN

HEUTE IST ...., DER .... (WOCHENTAG, DATUM)

HEUTE FÜHLE ICH MICH
(BITTE ANKREUZEN!):

WIE WAR IHRE STIMMUNG HEUTE? MACHEN SIE SICH KEINE SORGEN, WENN SIE SICH NICHT GUT GEFÜHLT HABEN. JEDE/R VON UNS KANN MAL EINEN SCHLECHTEN TAG HABEN.

KÖRPERLICHE AKTIVITÄT: HEUTE WAR ICH...

SEHR AKTIV

AKTIV

MÄSSIG AKTIV

EIN BISSCHEN AKTIV

ICH MUSSTE PAUSE MACHEN

WAREN SIE AKTIV? GUT GEMACHT! MUSSTEN SIE SICH AUSRUHEN? KEINE SORGE – GENIESSEN SIE IHRE FREIE ZEIT!

ERNÄHRUNG: WAS HABEN SIE HEUTE GEGESSEN?

FRÜHSTÜCK	
MITTAGESSEN	
ABENDESSEN	
ZWISCHENMAHLZEITEN	

MEIN TÄGLICHES ZIEL: HEUTE...

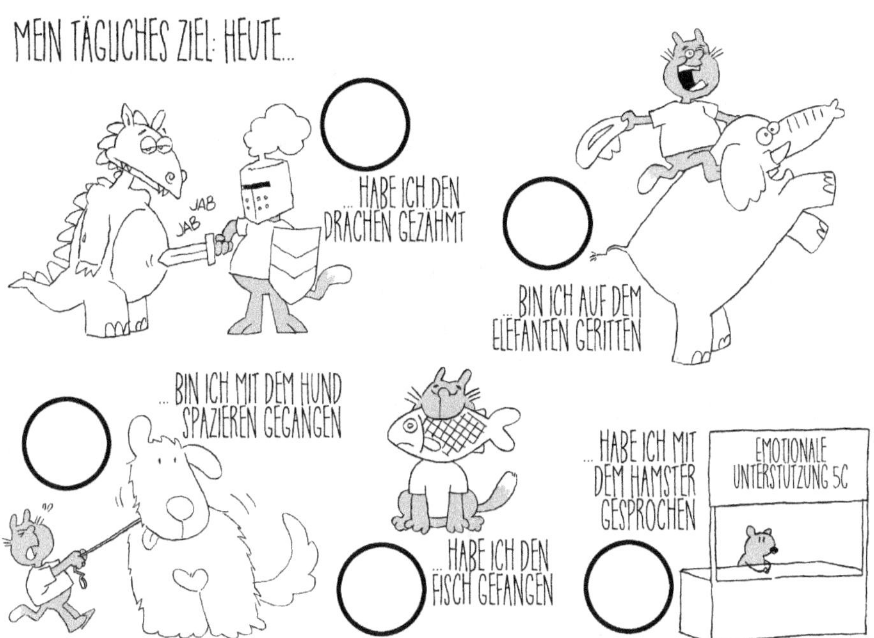

ES IST WICHTIG, SICH TÄGLICH NEUE ZIELE ZU SETZEN, SO BANAL SIE AUCH ERSCHEINEN MÖGEN. SELBST DAS ERREICHEN EINES KLEINEN ZIELS KANN DIE MORAL STÄRKEN!

ANMERKUNGEN

HEUTE IST ...., DER ....(WOCHENTAG, DATUM)

HEUTE FÜHLE ICH MICH
(BITTE ANKREUZEN!):

WIE WAR IHRE STIMMUNG HEUTE? MACHEN SIE SICH KEINE SORGEN, WENN SIE SICH NICHT GUT GEFÜHLT HABEN. JEDE/R VON UNS KANN MAL EINEN SCHLECHTEN TAG HABEN.

KÖRPERLICHE AKTIVITÄT: HEUTE WAR ICH...

„SEHR AKTIV

AKTIV

MÄSSIG AKTIV

EIN BISSCHEN AKTIV

ICH MUSSTE PAUSE MACHEN

WAREN SIE AKTIV? GUT GEMACHT! MUSSTEN SIE SICH AUSRUHEN? KEINE SORGE – GENIESSEN SIE IHRE FREIE ZEIT!

ERNÄHRUNG: WAS HABEN SIE HEUTE GEGESSEN?

FRÜHSTÜCK	
MITTAGESSEN	
ABENDESSEN	
ZWISCHENMAHLZEITEN	

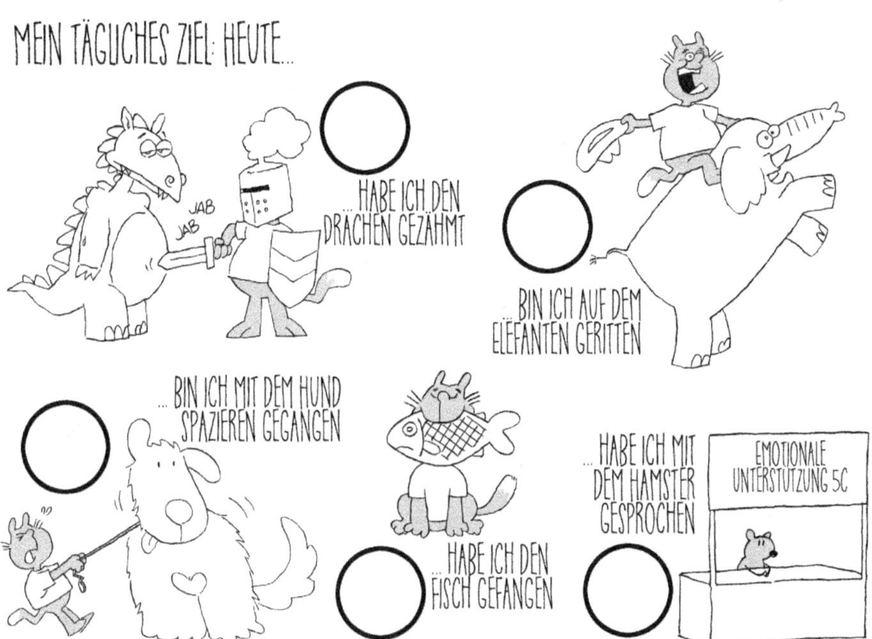

ES IST WICHTIG, SICH TÄGLICH NEUE ZIELE ZU SETZEN, SO BANAL SIE AUCH ERSCHEINEN MÖGEN. SELBST DAS ERREICHEN EINES KLEINEN ZIELS KANN DIE MORAL STÄRKEN!

ANMERKUNGEN

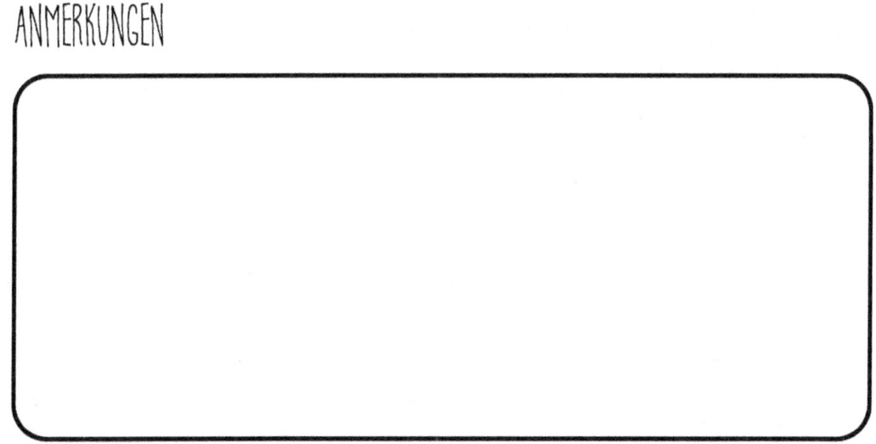

HEUTE IST ...., DER .... (WOCHENTAG, DATUM)

HEUTE FÜHLE ICH MICH
(BITTE ANKREUZEN!):

WIE WAR IHRE STIMMUNG HEUTE? MACHEN SIE SICH KEINE SORGEN, WENN SIE SICH NICHT GUT GEFÜHLT HABEN. JEDE/R VON UNS KANN MAL EINEN SCHLECHTEN TAG HABEN.

KÖRPERLICHE AKTIVITÄT: HEUTE WAR ICH...

SEHR AKTIV

AKTIV

MÄSSIG AKTIV

EIN BISSCHEN AKTIV

ICH MUSSTE PAUSE MACHEN

WAREN SIE AKTIV? GUT GEMACHT! MUSSTEN SIE SICH AUSRUHEN? KEINE SORGE – GENIESSEN SIE IHRE FREIE ZEIT!

ERNÄHRUNG: WAS HABEN SIE HEUTE GEGESSEN?

FRÜHSTÜCK	
MITTAGESSEN	
ABENDESSEN	
ZWISCHENMAHLZEITEN	

MEIN TÄGLICHES ZIEL: HEUTE...

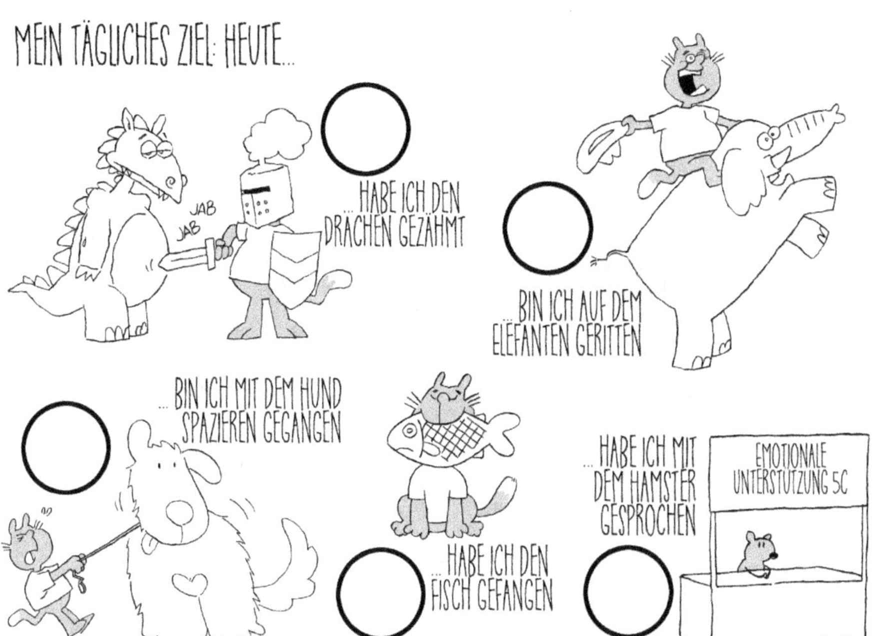

ES IST WICHTIG, SICH TÄGLICH NEUE ZIELE ZU SETZEN, SO BANAL SIE AUCH ERSCHEINEN MÖGEN. SELBST DAS ERREICHEN EINES KLEINEN ZIELS KANN DIE MORAL STÄRKEN!

ANMERKUNGEN

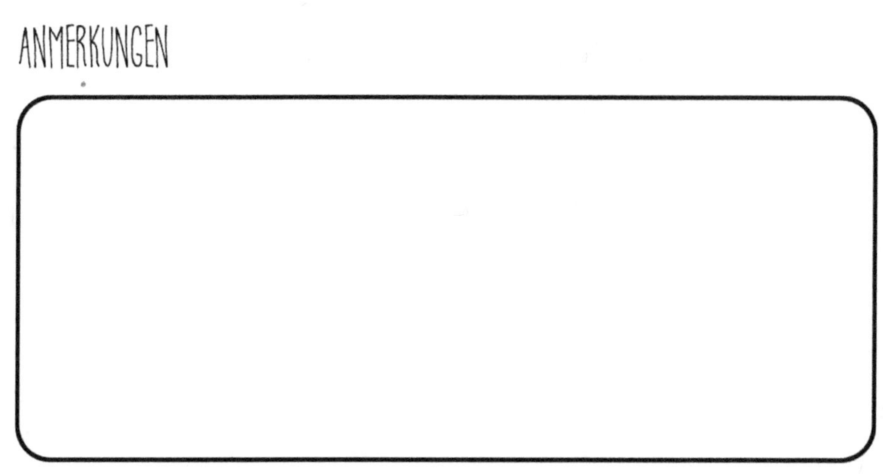

HEUTE IST ...., DER ....(WOCHENTAG, DATUM)

HEUTE FÜHLE ICH MICH
(BITTE ANKREUZEN!):

WIE WAR IHRE STIMMUNG HEUTE? MACHEN SIE SICH KEINE SORGEN, WENN SIE SICH NICHT GUT GEFÜHLT HABEN. JEDE/R VON UNS KANN MAL EINEN SCHLECHTEN TAG HABEN.

KÖRPERLICHE AKTIVITÄT: HEUTE WAR ICH...

SEHR AKTIV

AKTIV

MÄSSIG AKTIV

EIN BISSCHEN AKTIV

ICH MUSSTE PAUSE MACHEN

WAREN SIE AKTIV? GUT GEMACHT! MUSSTEN SIE SICH AUSRUHEN? KEINE SORGE – GENIESSEN SIE IHRE FREIE ZEIT!

ERNÄHRUNG: WAS HABEN SIE HEUTE GEGESSEN?

FRÜHSTÜCK	
MITTAGESSEN	
ABENDESSEN	
ZWISCHENMAHLZEITEN	

MEIN TÄGLICHES ZIEL: HEUTE...

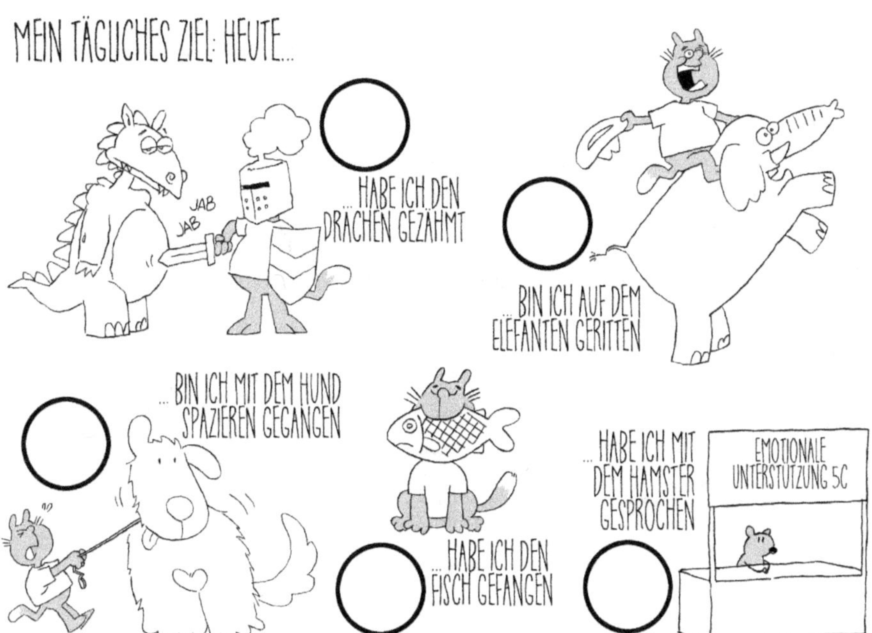

ES IST WICHTIG, SICH TÄGLICH NEUE ZIELE ZU SETZEN, SO BANAL SIE AUCH ERSCHEINEN MÖGEN. SELBST DAS ERREICHEN EINES KLEINEN ZIELS KANN DIE MORAL STÄRKEN!

ANMERKUNGEN

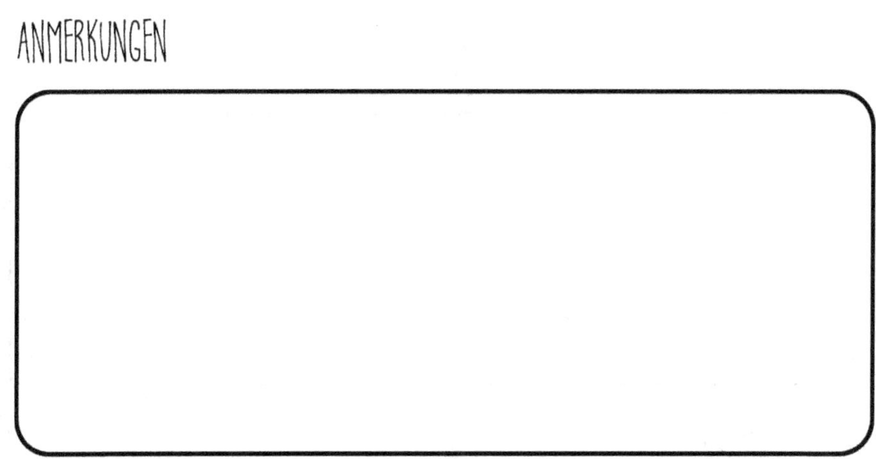

HEUTE IST ...., DER ....(WOCHENTAG, DATUM)

HEUTE FÜHLE ICH MICH
(BITTE ANKREUZEN!):

WIE WAR IHRE STIMMUNG HEUTE? MACHEN SIE SICH KEINE SORGEN, WENN SIE SICH NICHT GUT GEFÜHLT HABEN. JEDE/R VON UNS KANN MAL EINEN SCHLECHTEN TAG HABEN.

KÖRPERLICHE AKTIVITÄT: HEUTE WAR ICH...

„SEHR AKTIV

AKTIV

MÄSSIG AKTIV

EIN BISSCHEN AKTIV

ICH MUSSTE PAUSE MACHEN

WAREN SIE AKTIV? GUT GEMACHT! MUSSTEN SIE SICH AUSRUHEN? KEINE SORGE – GENIESSEN SIE IHRE FREIE ZEIT!

ERNÄHRUNG: WAS HABEN SIE HEUTE GEGESSEN?

FRÜHSTÜCK	
MITTAGESSEN	
ABENDESSEN	
ZWISCHENMAHLZEITEN	

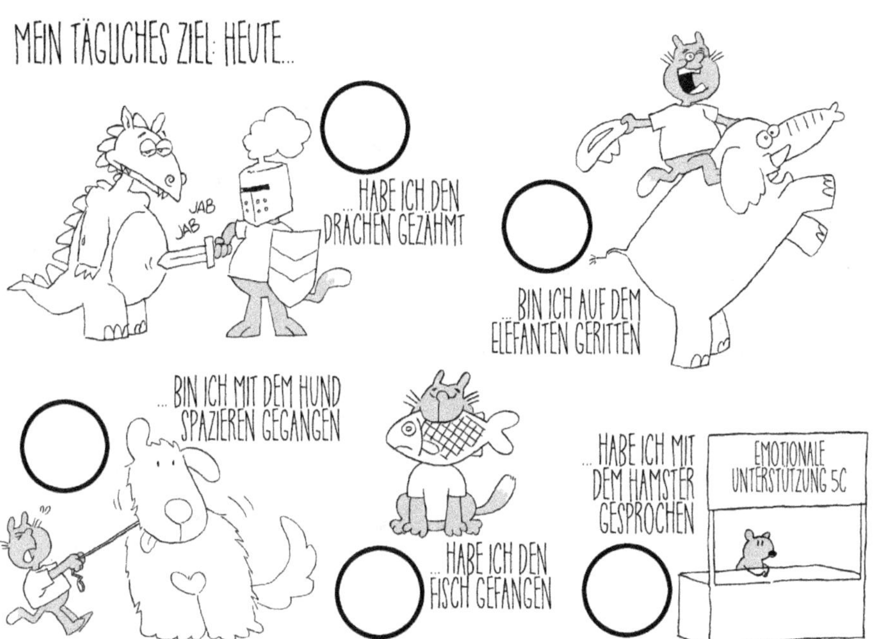

ES IST WICHTIG, SICH TÄGLICH NEUE ZIELE ZU SETZEN, SO BANAL SIE AUCH ERSCHEINEN MÖGEN.
SELBST DAS ERREICHEN EINES KLEINEN ZIELS KANN DIE MORAL STÄRKEN!

ANMERKUNGEN

HEUTE IST ...., DER ....(WOCHENTAG, DATUM)

HEUTE FÜHLE ICH MICH
(BITTE ANKREUZEN!)

WIE WAR IHRE STIMMUNG HEUTE? MACHEN SIE SICH KEINE SORGEN, WENN SIE SICH NICHT GUT GEFÜHLT HABEN. JEDE/R VON UNS KANN MAL EINEN SCHLECHTEN TAG HABEN.

KÖRPERLICHE AKTIVITÄT: HEUTE WAR ICH...

WAREN SIE AKTIV? GUT GEMACHT! MUSSTEN SIE SICH AUSRUHEN? KEINE SORGE – GENIESSEN SIE IHRE FREIE ZEIT!

ERNÄHRUNG: WAS HABEN SIE HEUTE GEGESSEN?

FRÜHSTÜCK	
MITTAGESSEN	
ABENDESSEN	
ZWISCHENMAHLZEITEN	

MEIN TÄGLICHES ZIEL: HEUTE...

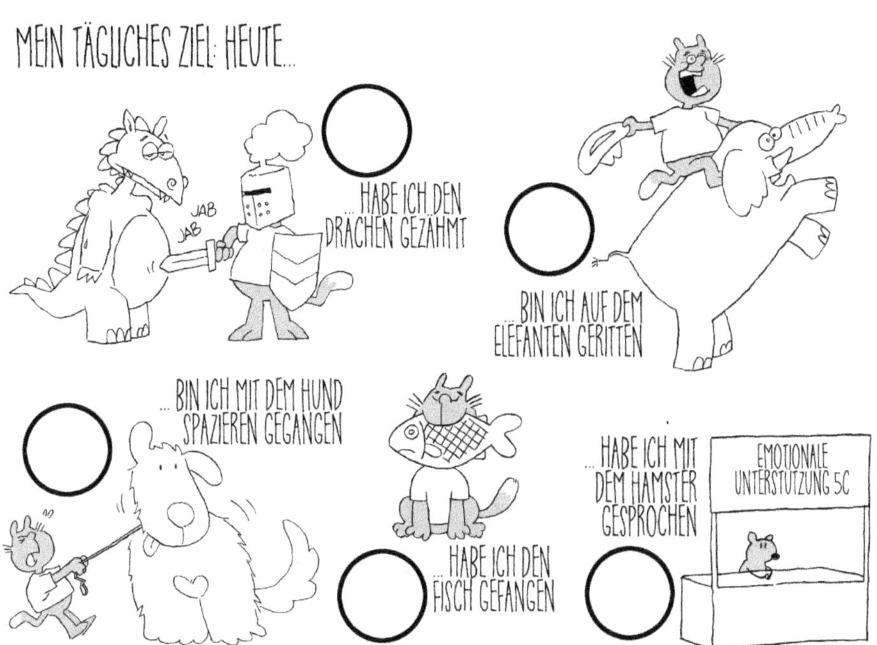

ES IST WICHTIG, SICH TÄGLICH NEUE ZIELE ZU SETZEN, SO BANAL SIE AUCH ERSCHEINEN MÖGEN. SELBST DAS ERREICHEN EINES KLEINEN ZIELS KANN DIE MORAL STÄRKEN!

ANMERKUNGEN

HEUTE IST ...., DER ....(WOCHENTAG, DATUM)

HEUTE FÜHLE ICH MICH
(BITTE ANKREUZEN!)

WIE WAR IHRE STIMMUNG HEUTE? MACHEN SIE SICH KEINE SORGEN, WENN SIE SICH NICHT GUT GEFÜHLT HABEN. JEDE/R VON UNS KANN MAL EINEN SCHLECHTEN TAG HABEN.

KÖRPERLICHE AKTIVITÄT: HEUTE WAR ICH...

SEHR AKTIV

AKTIV

MÄSSIG AKTIV

EIN BISSCHEN AKTIV

ICH MUSSTE PAUSE MACHEN

WAREN SIE AKTIV? GUT GEMACHT! MUSSTEN SIE SICH AUSRUHEN? KEINE SORGE – GENIESSEN SIE IHRE FREIE ZEIT!

ERNÄHRUNG: WAS HABEN SIE HEUTE GEGESSEN?

FRÜHSTÜCK	
MITTAGESSEN	
ABENDESSEN	
ZWISCHENMAHLZEITEN	

MEIN TÄGLICHES ZIEL: HEUTE...

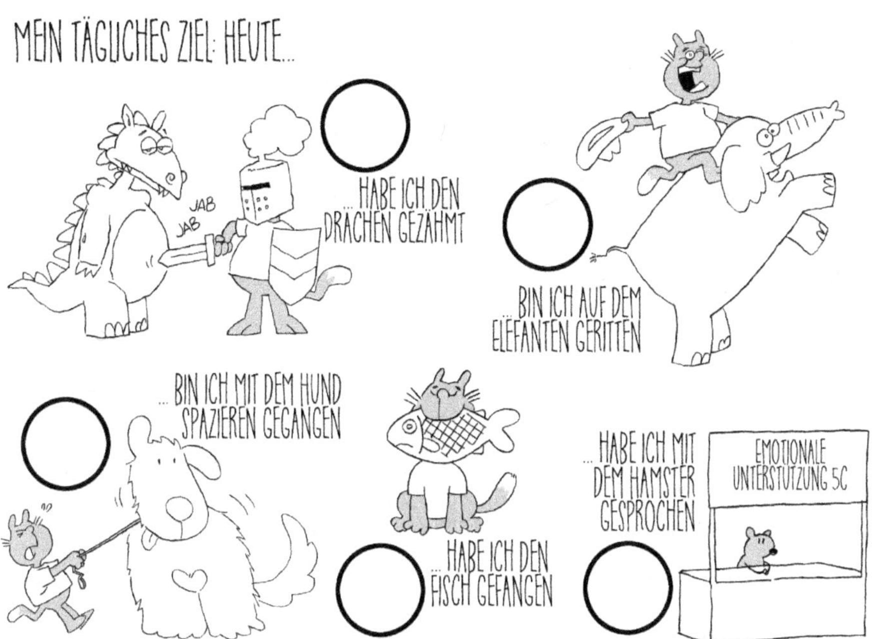

ES IST WICHTIG, SICH TÄGLICH NEUE ZIELE ZU SETZEN, SO BANAL SIE AUCH ERSCHEINEN MÖGEN. SELBST DAS ERREICHEN EINES KLEINEN ZIELS KANN DIE MORAL STÄRKEN!

ANMERKUNGEN

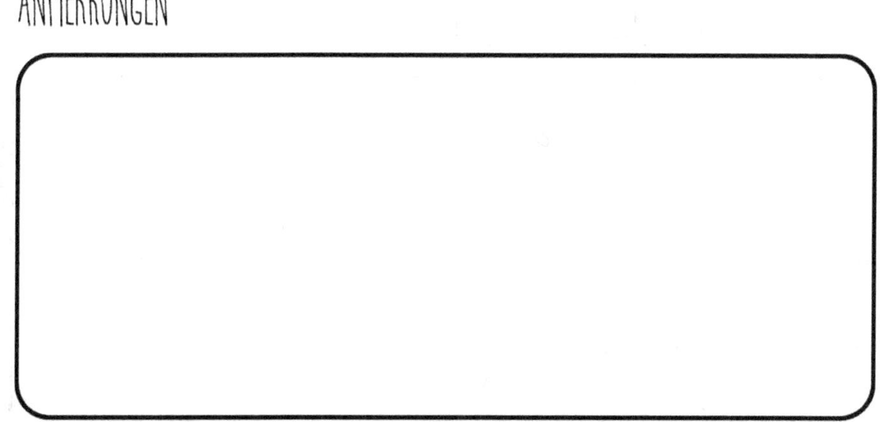

HEUTE IST..................., DER.........................(WOCHENTAG, DATUM)

HEUTE FÜHLE ICH MICH
(BITTE ANKREUZEN!):

WIE WAR IHRE STIMMUNG HEUTE? MACHEN SIE SICH KEINE SORGEN, WENN SIE SICH NICHT GUT GEFÜHLT HABEN. JEDE/R VON UNS KANN MAL EINEN SCHLECHTEN TAG HABEN.

KÖRPERLICHE AKTIVITÄT: HEUTE WAR ICH...

„SEHR AKTIV

AKTIV

MÄSSIG AKTIV

EIN BISSCHEN AKTIV

ICH MUSSTE PAUSE MACHEN

WAREN SIE AKTIV? GUT GEMACHT! MUSSTEN SIE SICH AUSRUHEN? KEINE SORGE – GENIESSEN SIE IHRE FREIE ZEIT!

ERNÄHRUNG: WAS HABEN SIE HEUTE GEGESSEN?

FRÜHSTÜCK	
MITTAGESSEN	
ABENDESSEN	
ZWISCHENMAHLZEITEN	

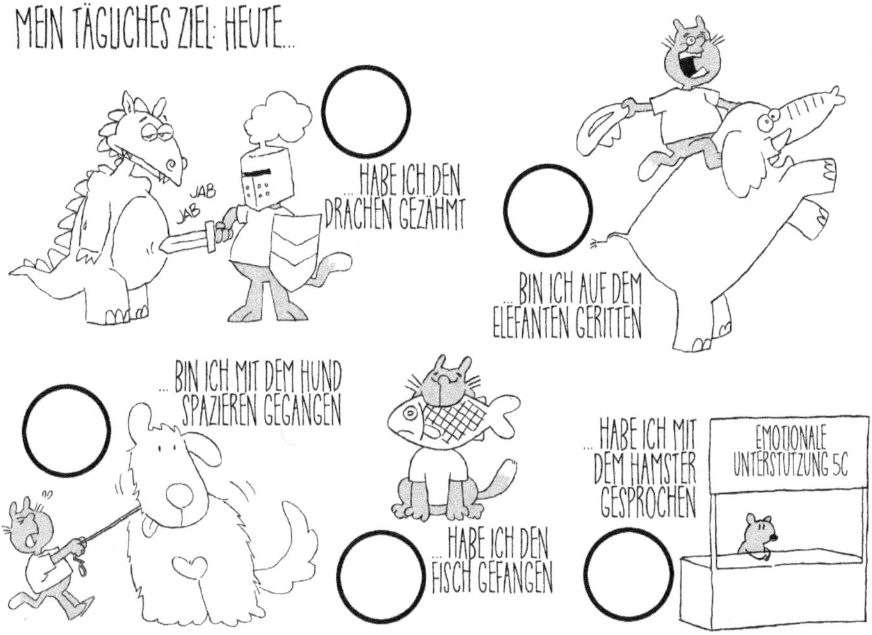

ES IST WICHTIG, SICH TÄGLICH NEUE ZIELE ZU SETZEN, SO BANAL SIE AUCH ERSCHEINEN MÖGEN.
SELBST DAS ERREICHEN EINES KLEINEN ZIELS KANN DIE MORAL STÄRKEN!

ANMERKUNGEN

HEUTE IST ...., DER ....(WOCHENTAG, DATUM)

HEUTE FÜHLE ICH MICH
(BITTE ANKREUZEN!):

WIE WAR IHRE STIMMUNG HEUTE? MACHEN SIE SICH KEINE SORGEN, WENN SIE SICH NICHT GUT GEFÜHLT HABEN. JEDE/R VON UNS KANN MAL EINEN SCHLECHTEN TAG HABEN.

KÖRPERLICHE AKTIVITÄT: HEUTE WAR ICH...

WAREN SIE AKTIV? GUT GEMACHT! MUSSTEN SIE SICH AUSRUHEN? KEINE SORGE – GENIESSEN SIE IHRE FREIE ZEIT!

ERNÄHRUNG: WAS HABEN SIE HEUTE GEGESSEN?

FRÜHSTÜCK	
MITTAGESSEN	
ABENDESSEN	
ZWISCHENMAHLZEITEN	

MEIN TÄGLICHES ZIEL: HEUTE...

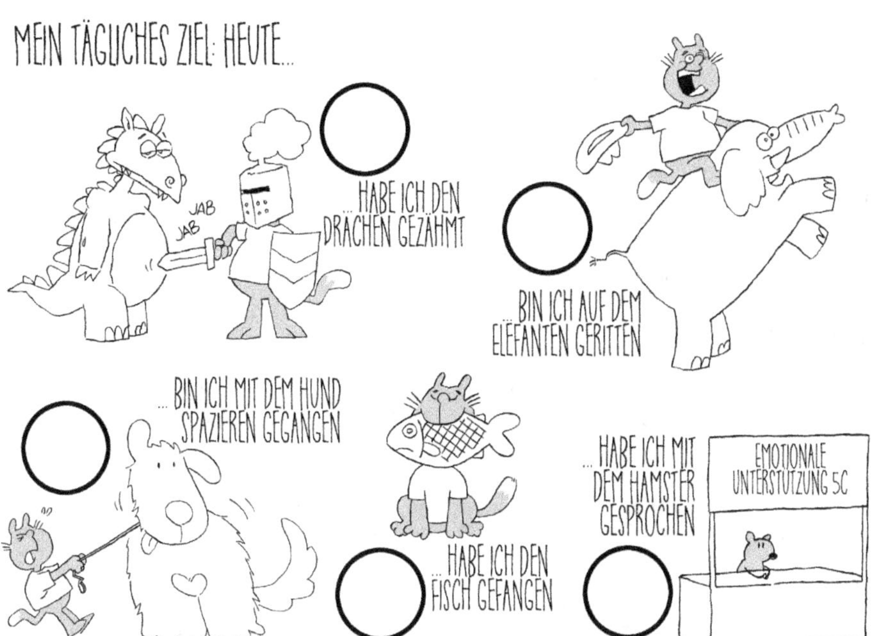

ES IST WICHTIG, SICH TÄGLICH NEUE ZIELE ZU SETZEN, SO BANAL SIE AUCH ERSCHEINEN MÖGEN. SELBST DAS ERREICHEN EINES KLEINEN ZIELS KANN DIE MORAL STÄRKEN!

ANMERKUNGEN

HEUTE IST ...., DER .... (WOCHENTAG, DATUM)

HEUTE FÜHLE ICH MICH
(BITTE ANKREUZEN!):

WIE WAR IHRE STIMMUNG HEUTE? MACHEN SIE SICH KEINE SORGEN, WENN SIE SICH NICHT GUT GEFÜHLT HABEN. JEDE/R VON UNS KANN MAL EINEN SCHLECHTEN TAG HABEN.

KÖRPERLICHE AKTIVITÄT: HEUTE WAR ICH...

SEHR AKTIV

AKTIV

MÄSSIG AKTIV

EIN BISSCHEN AKTIV

ICH MUSSTE PAUSE MACHEN

WAREN SIE AKTIV? GUT GEMACHT! MUSSTEN SIE SICH AUSRUHEN? KEINE SORGE – GENIESSEN SIE IHRE FREIE ZEIT!

ERNÄHRUNG: WAS HABEN SIE HEUTE GEGESSEN?

FRÜHSTÜCK	
MITTAGESSEN	
ABENDESSEN	
ZWISCHENMAHLZEITEN	

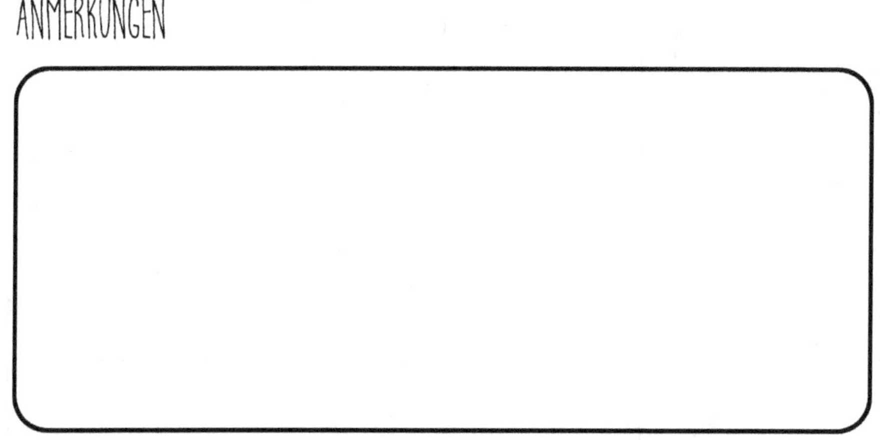

ANMERKUNGEN

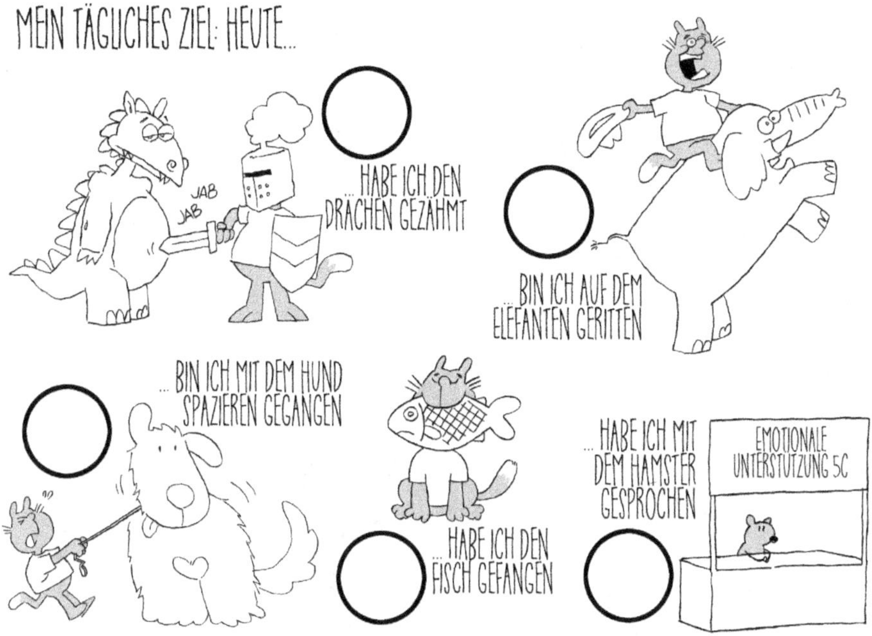

HEUTE IST ...., DER .... (WOCHENTAG, DATUM)

HEUTE FÜHLE ICH MICH
(BITTE ANKREUZEN!):

WIE WAR IHRE STIMMUNG HEUTE? MACHEN SIE SICH KEINE SORGEN, WENN SIE SICH NICHT GUT GEFÜHLT HABEN. JEDE/R VON UNS KANN MAL EINEN SCHLECHTEN TAG HABEN.

KÖRPERLICHE AKTIVITÄT: HEUTE WAR ICH...

"SEHR AKTIV

AKTIV

MÄSSIG AKTIV

EIN BISSCHEN AKTIV

ICH MUSSTE PAUSE MACHEN

WAREN SIE AKTIV? GUT GEMACHT! MUSSTEN SIE SICH AUSRUHEN? KEINE SORGE – GENIESSEN SIE IHRE FREIE ZEIT!

ERNÄHRUNG: WAS HABEN SIE HEUTE GEGESSEN?

FRÜHSTÜCK	
MITTAGESSEN	
ABENDESSEN	
ZWISCHENMAHLZEITEN	

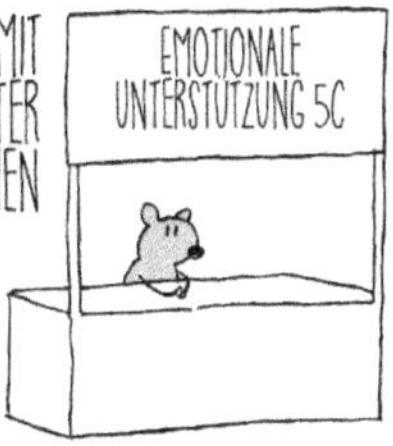

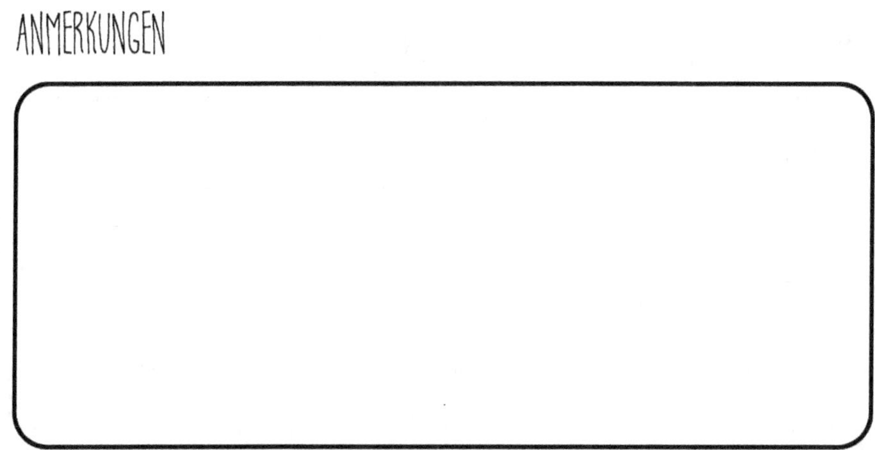

ES IST WICHTIG, SICH TÄGLICH NEUE ZIELE ZU SETZEN, SO BANAL SIE AUCH ERSCHEINEN MÖGEN. SELBST DAS ERREICHEN EINES KLEINEN ZIELS KANN DIE MORAL STÄRKEN!

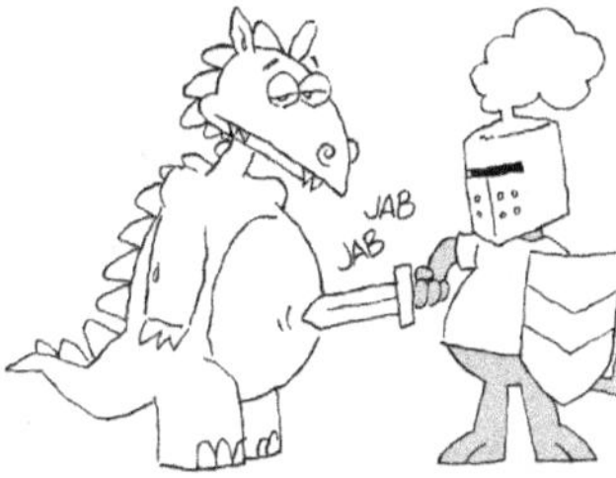

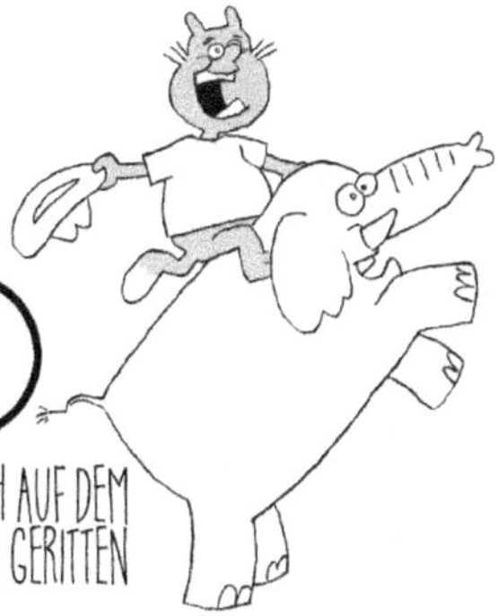

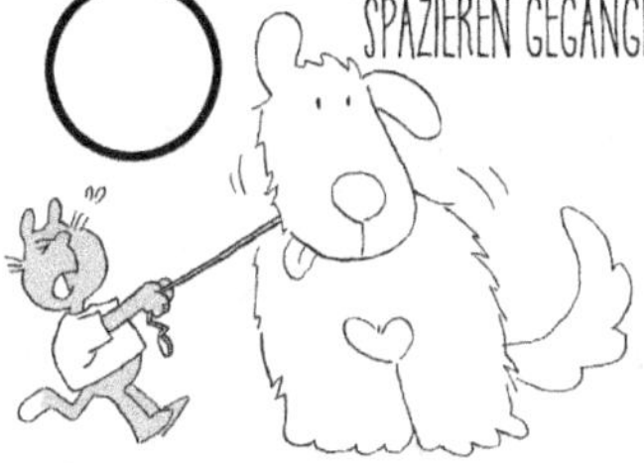

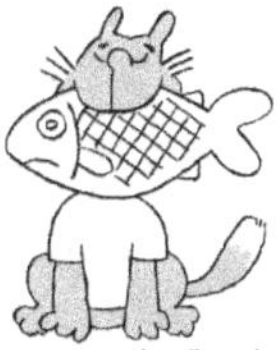

ANMERKUNGEN

HEUTE IST...................., DER..............................(WOCHENTAG, DATUM)

HEUTE FÜHLE ICH MICH
(BITTE ANKREUZEN!)

WIE WAR IHRE STIMMUNG HEUTE? MACHEN SIE SICH KEINE SORGEN, WENN SIE SICH NICHT GUT GEFÜHLT HABEN. JEDE/R VON UNS KANN MAL EINEN SCHLECHTEN TAG HABEN.

KÖRPERLICHE AKTIVITÄT: HEUTE WAR ICH...

„SEHR AKTIV

AKTIV

MÄSSIG AKTIV

EIN BISSCHEN AKTIV

ICH MUSSTE PAUSE MACHEN

WAREN SIE AKTIV? GUT GEMACHT! MUSSTEN SIE SICH AUSRUHEN? KEINE SORGE – GENIESSEN SIE IHRE FREIE ZEIT!

ERNÄHRUNG: WAS HABEN SIE HEUTE GEGESSEN?

FRÜHSTÜCK	
MITTAGESSEN	
ABENDESSEN	
ZWISCHENMAHLZEITEN	

MEIN TÄGLICHES ZIEL: HEUTE...

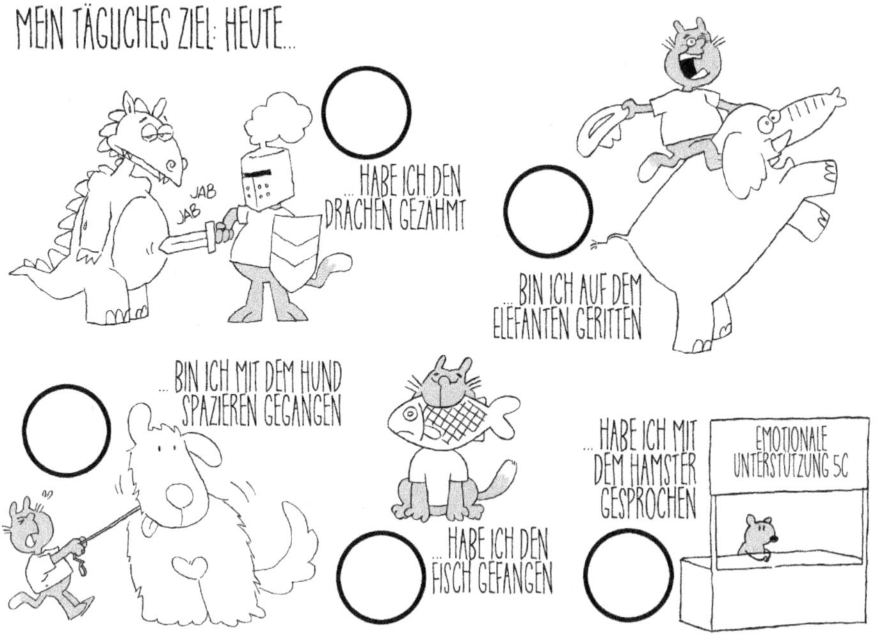

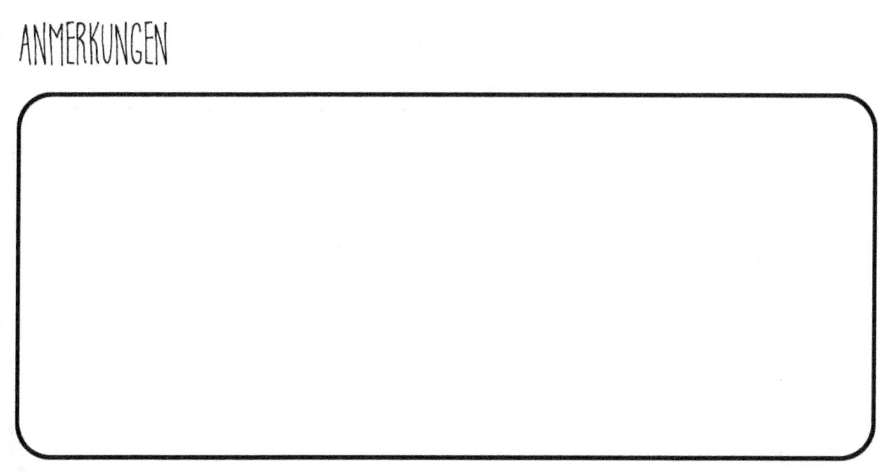

ES IST WICHTIG, SICH TÄGLICH NEUE ZIELE ZU SETZEN, SO BANAL SIE AUCH ERSCHEINEN MÖGEN.
SELBST DAS ERREICHEN EINES KLEINEN ZIELS KANN DIE MORAL STÄRKEN!

ANMERKUNGEN

HEUTE IST ...., DER ....(WOCHENTAG, DATUM)

HEUTE FÜHLE ICH MICH
(BITTE ANKREUZEN!):

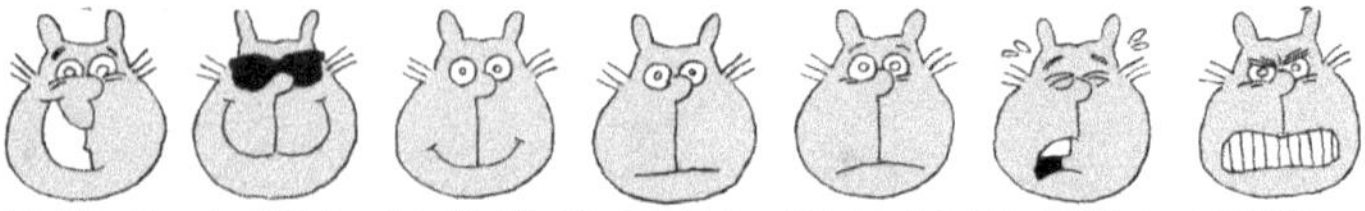

WIE WAR IHRE STIMMUNG HEUTE? MACHEN SIE SICH KEINE SORGEN, WENN SIE SICH NICHT GUT GEFÜHLT HABEN. JEDE/R VON UNS KANN MAL EINEN SCHLECHTEN TAG HABEN.

KÖRPERLICHE AKTIVITÄT: HEUTE WAR ICH...

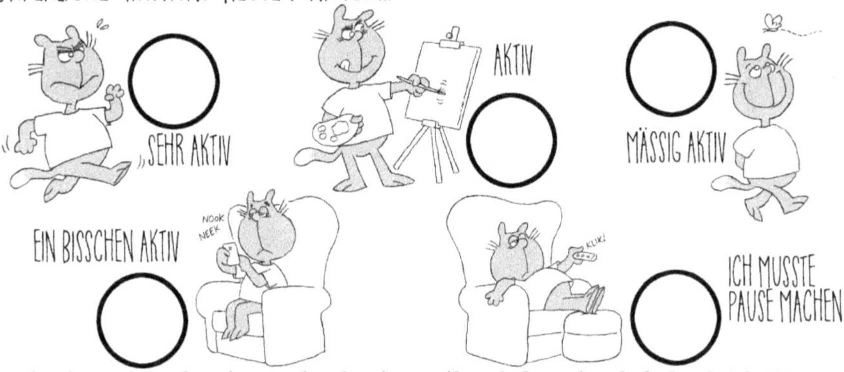

WAREN SIE AKTIV? GUT GEMACHT! MUSSTEN SIE SICH AUSRUHEN? KEINE SORGE – GENIESSEN SIE IHRE FREIE ZEIT!

ERNÄHRUNG: WAS HABEN SIE HEUTE GEGESSEN?

FRÜHSTÜCK	
MITTAGESSEN	
ABENDESSEN	
ZWISCHENMAHLZEITEN	

MEIN TÄGLICHES ZIEL: HEUTE...

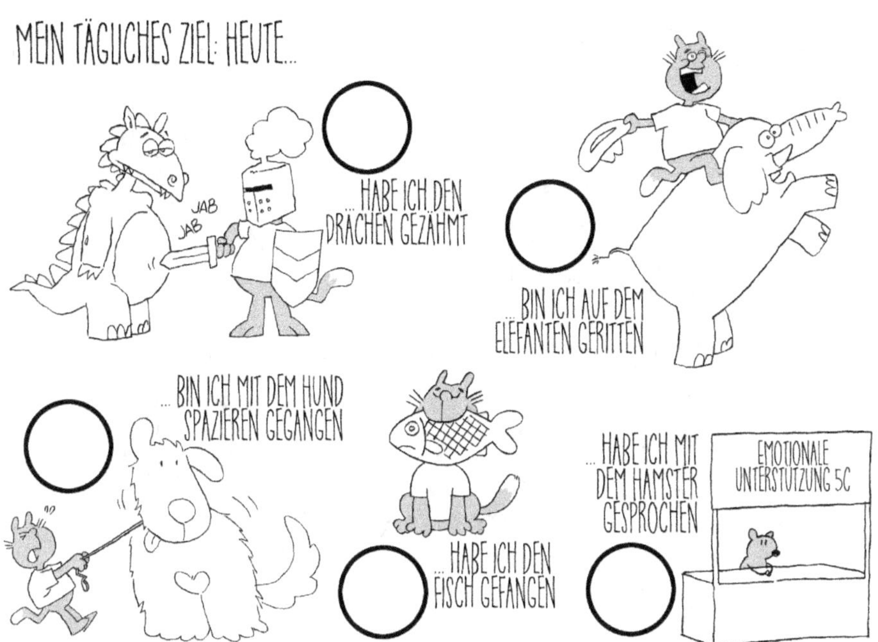

ES IST WICHTIG, SICH TÄGLICH NEUE ZIELE ZU SETZEN, SO BANAL SIE AUCH ERSCHEINEN MÖGEN.
SELBST DAS ERREICHEN EINES KLEINEN ZIELS KANN DIE MORAL STÄRKEN!

ANMERKUNGEN

HEUTE IST........................, DER.................................(WOCHENTAG, DATUM)

HEUTE FÜHLE ICH MICH
(BITTE ANKREUZEN!):

WIE WAR IHRE STIMMUNG HEUTE? MACHEN SIE SICH KEINE SORGEN, WENN SIE SICH NICHT GUT GEFÜHLT HABEN. JEDE/R VON UNS KANN MAL EINEN SCHLECHTEN TAG HABEN.

KÖRPERLICHE AKTIVITÄT: HEUTE WAR ICH...

„SEHR AKTIV

AKTIV

MÄSSIG AKTIV

EIN BISSCHEN AKTIV

ICH MUSSTE PAUSE MACHEN

WAREN SIE AKTIV? GUT GEMACHT! MUSSTEN SIE SICH AUSRUHEN? KEINE SORGE – GENIESSEN SIE IHRE FREIE ZEIT!

ERNÄHRUNG: WAS HABEN SIE HEUTE GEGESSEN?

FRÜHSTÜCK	
MITTAGESSEN	
ABENDESSEN	
ZWISCHENMAHLZEITEN	

MEIN TÄGLICHES ZIEL: HEUTE...

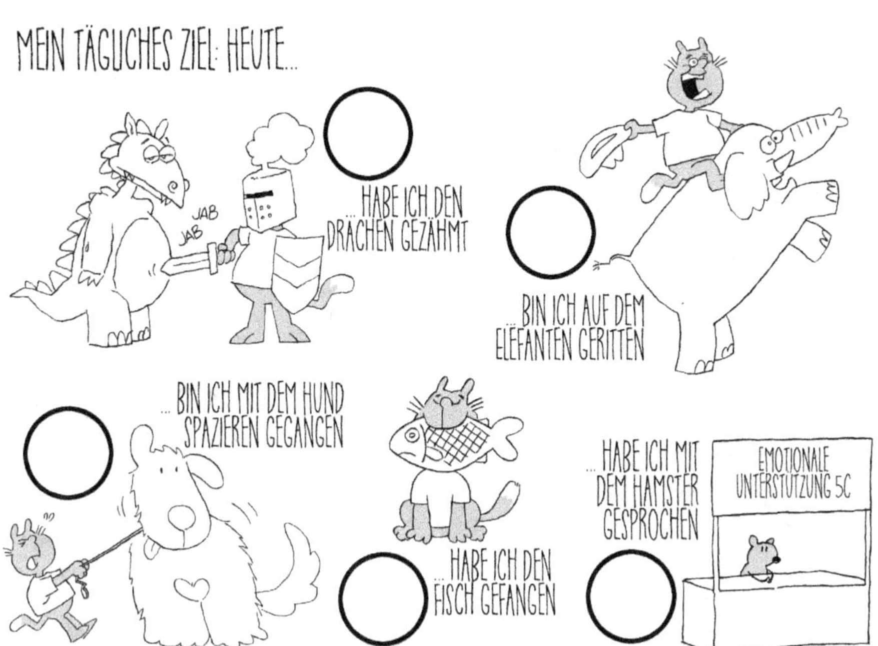

ES IST WICHTIG, SICH TÄGLICH NEUE ZIELE ZU SETZEN, SO BANAL SIE AUCH ERSCHEINEN MÖGEN. SELBST DAS ERREICHEN EINES KLEINEN ZIELS KANN DIE MORAL STÄRKEN!

ANMERKUNGEN

HEUTE IST ...., DER ....(WOCHENTAG, DATUM)

HEUTE FÜHLE ICH MICH
(BITTE ANKREUZEN!):

WIE WAR IHRE STIMMUNG HEUTE? MACHEN SIE SICH KEINE SORGEN, WENN SIE SICH NICHT GUT GEFÜHLT HABEN. JEDE/R VON UNS KANN MAL EINEN SCHLECHTEN TAG HABEN.

KÖRPERLICHE AKTIVITÄT: HEUTE WAR ICH...

WAREN SIE AKTIV? GUT GEMACHT! MUSSTEN SIE SICH AUSRUHEN? KEINE SORGE – GENIESSEN SIE IHRE FREIE ZEIT!

ERNÄHRUNG: WAS HABEN SIE HEUTE GEGESSEN?

FRÜHSTÜCK	
MITTAGESSEN	
ABENDESSEN	
ZWISCHENMAHLZEITEN	

MEIN TÄGLICHES ZIEL: HEUTE...

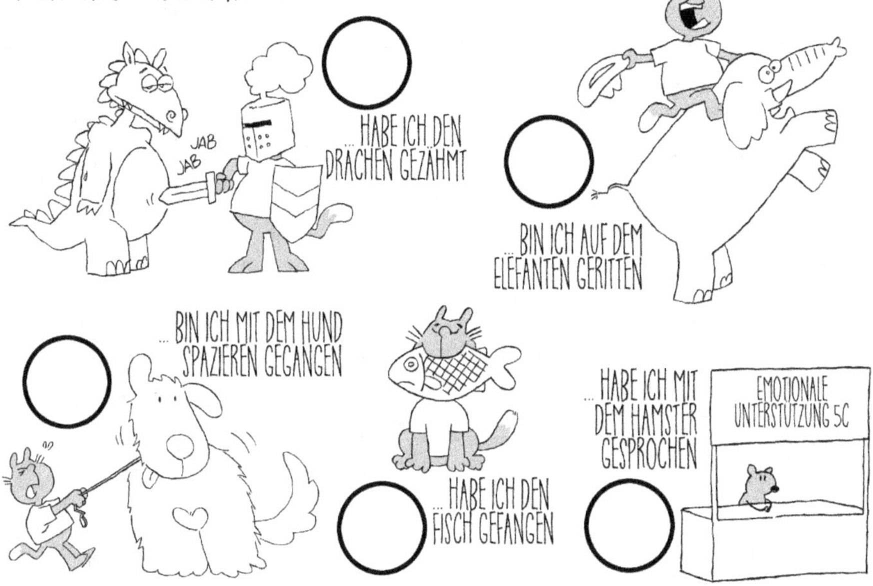

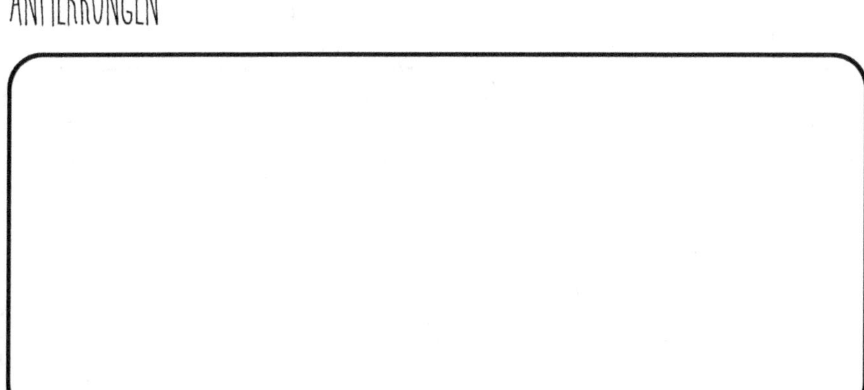

ES IST WICHTIG, SICH TÄGLICH NEUE ZIELE ZU SETZEN, SO BANAL SIE AUCH ERSCHEINEN MÖGEN.
SELBST DAS ERREICHEN EINES KLEINEN ZIELS KANN DIE MORAL STÄRKEN!

ANMERKUNGEN

HEUTE IST ...., DER .... (WOCHENTAG, DATUM)

HEUTE FÜHLE ICH MICH
(BITTE ANKREUZEN!):

WIE WAR IHRE STIMMUNG HEUTE? MACHEN SIE SICH KEINE SORGEN, WENN SIE SICH NICHT GUT GEFÜHLT HABEN. JEDE/R VON UNS KANN MAL EINEN SCHLECHTEN TAG HABEN.

KÖRPERLICHE AKTIVITÄT: HEUTE WAR ICH...

SEHR AKTIV

AKTIV

MÄSSIG AKTIV

EIN BISSCHEN AKTIV

ICH MUSSTE PAUSE MACHEN

WAREN SIE AKTIV? GUT GEMACHT! MUSSTEN SIE SICH AUSRUHEN? KEINE SORGE – GENIESSEN SIE IHRE FREIE ZEIT!

ERNÄHRUNG: WAS HABEN SIE HEUTE GEGESSEN?

FRÜHSTÜCK	
MITTAGESSEN	
ABENDESSEN	
ZWISCHENMAHLZEITEN	

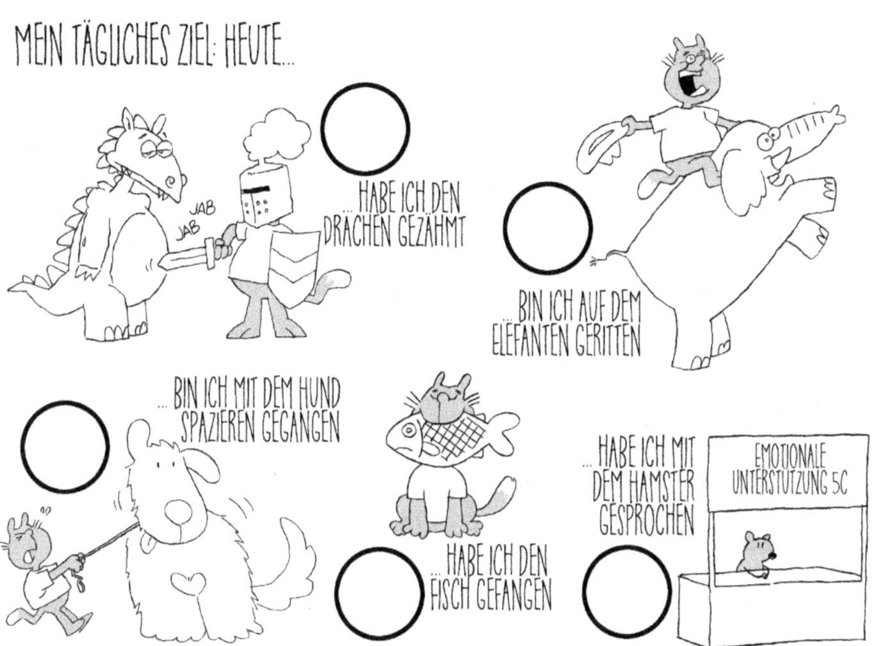

ANMERKUNGEN

HEUTE IST ...., DER ....(WOCHENTAG, DATUM)

HEUTE FÜHLE ICH MICH
(BITTE ANKREUZEN!):

WIE WAR IHRE STIMMUNG HEUTE? MACHEN SIE SICH KEINE SORGEN, WENN SIE SICH NICHT GUT GEFÜHLT HABEN. JEDE/R VON UNS KANN MAL EINEN SCHLECHTEN TAG HABEN.

KÖRPERLICHE AKTIVITÄT: HEUTE WAR ICH...

„SEHR AKTIV

AKTIV

MÄSSIG AKTIV

EIN BISSCHEN AKTIV

ICH MUSSTE PAUSE MACHEN

WAREN SIE AKTIV? GUT GEMACHT! MUSSTEN SIE SICH AUSRUHEN? KEINE SORGE – GENIESSEN SIE IHRE FREIE ZEIT!

ERNÄHRUNG: WAS HABEN SIE HEUTE GEGESSEN?

FRÜHSTÜCK	
MITTAGESSEN	
ABENDESSEN	
ZWISCHENMAHLZEITEN	

MEIN TÄGLICHES ZIEL: HEUTE...

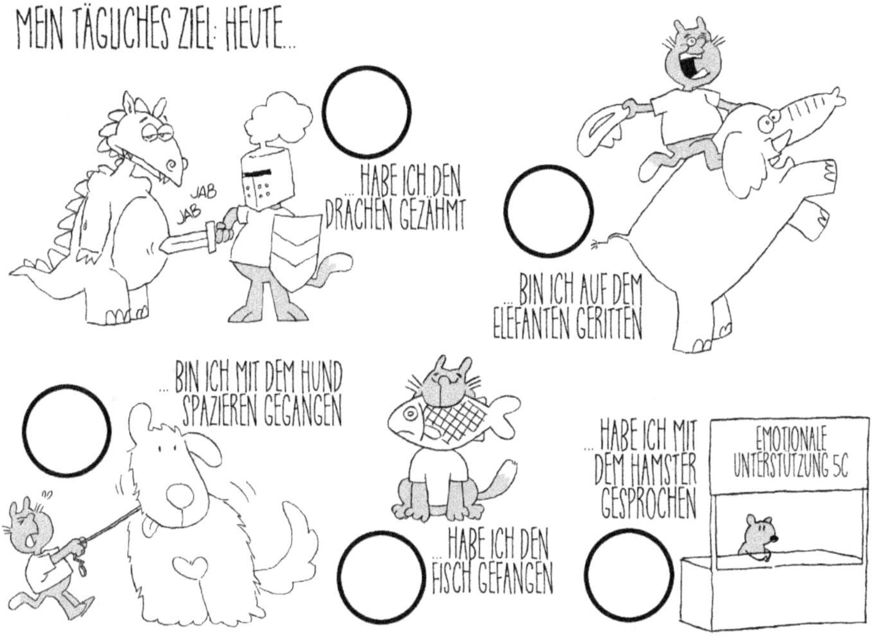

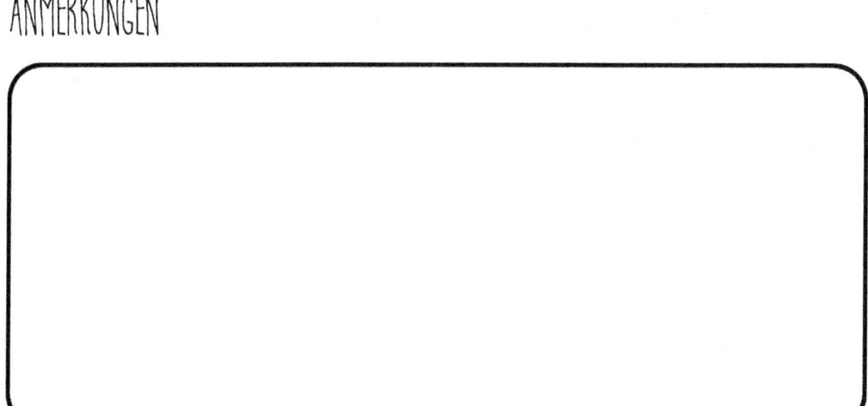

ES IST WICHTIG, SICH TÄGLICH NEUE ZIELE ZU SETZEN, SO BANAL SIE AUCH ERSCHEINEN MÖGEN.
SELBST DAS ERREICHEN EINES KLEINEN ZIELS KANN DIE MORAL STÄRKEN!

ANMERKUNGEN

HEUTE IST ...., DER .... (WOCHENTAG, DATUM)

HEUTE FÜHLE ICH MICH
(BITTE ANKREUZEN!):

WIE WAR IHRE STIMMUNG HEUTE? MACHEN SIE SICH KEINE SORGEN, WENN SIE SICH NICHT GUT GEFÜHLT HABEN. JEDE/R VON UNS KANN MAL EINEN SCHLECHTEN TAG HABEN.

KÖRPERLICHE AKTIVITÄT: HEUTE WAR ICH...

SEHR AKTIV

AKTIV

MÄSSIG AKTIV

EIN BISSCHEN AKTIV

ICH MUSSTE PAUSE MACHEN

WAREN SIE AKTIV? GUT GEMACHT! MUSSTEN SIE SICH AUSRUHEN? KEINE SORGE – GENIESSEN SIE IHRE FREIE ZEIT!

ERNÄHRUNG: WAS HABEN SIE HEUTE GEGESSEN?

FRÜHSTÜCK	
MITTAGESSEN	
ABENDESSEN	
ZWISCHENMAHLZEITEN	

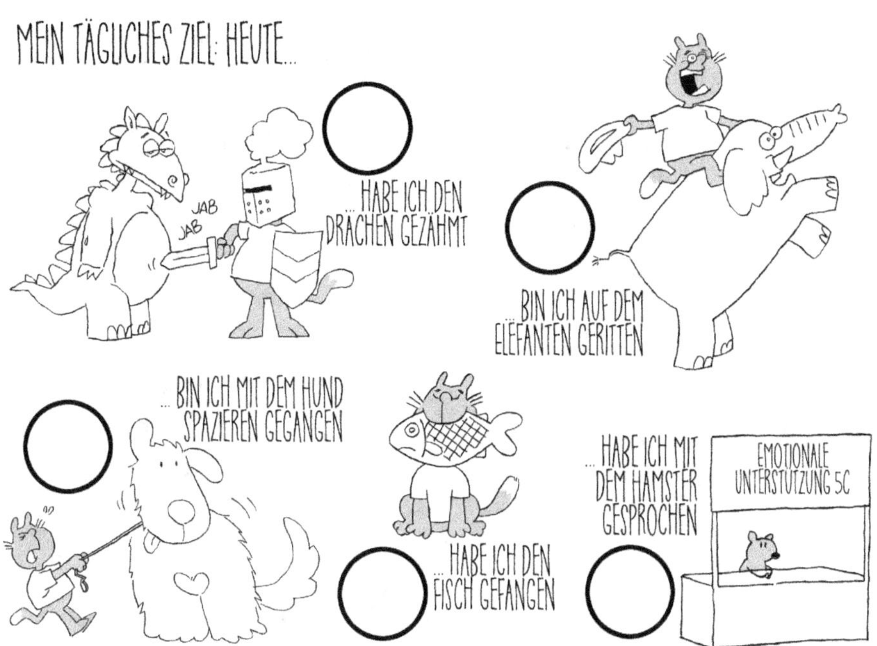

ES IST WICHTIG, SICH TÄGLICH NEUE ZIELE ZU SETZEN, SO BANAL SIE AUCH ERSCHEINEN MÖGEN.
SELBST DAS ERREICHEN EINES KLEINEN ZIELS KANN DIE MORAL STÄRKEN!

ANMERKUNGEN

HEUTE IST ...., DER .... (WOCHENTAG, DATUM)

HEUTE FÜHLE ICH MICH
(BITTE ANKREUZEN!):

WIE WAR IHRE STIMMUNG HEUTE? MACHEN SIE SICH KEINE SORGEN, WENN SIE SICH NICHT GUT GEFÜHLT HABEN. JEDE/R VON UNS KANN MAL EINEN SCHLECHTEN TAG HABEN.

KÖRPERLICHE AKTIVITÄT: HEUTE WAR ICH...

„SEHR AKTIV

AKTIV

MÄSSIG AKTIV

EIN BISSCHEN AKTIV

ICH MUSSTE PAUSE MACHEN

WAREN SIE AKTIV? GUT GEMACHT! MUSSTEN SIE SICH AUSRUHEN? KEINE SORGE – GENIESSEN SIE IHRE FREIE ZEIT!

ERNÄHRUNG: WAS HABEN SIE HEUTE GEGESSEN?

FRÜHSTÜCK	
MITTAGESSEN	
ABENDESSEN	
ZWISCHENMAHLZEITEN	

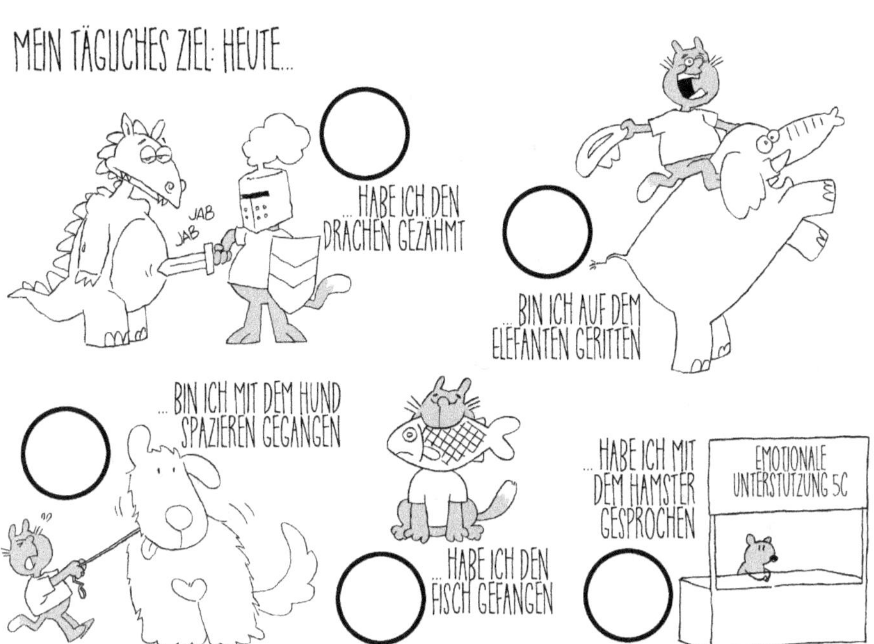

ES IST WICHTIG, SICH TÄGLICH NEUE ZIELE ZU SETZEN, SO BANAL SIE AUCH ERSCHEINEN MÖGEN.
SELBST DAS ERREICHEN EINES KLEINEN ZIELS KANN DIE MORAL STÄRKEN!

ANMERKUNGEN

HEUTE IST..................., DER.........................(WOCHENTAG, DATUM)

HEUTE FÜHLE ICH MICH
(BITTE ANKREUZEN!):

WIE WAR IHRE STIMMUNG HEUTE? MACHEN SIE SICH KEINE SORGEN, WENN SIE SICH NICHT GUT GEFÜHLT HABEN. JEDE/R VON UNS KANN MAL EINEN SCHLECHTEN TAG HABEN.

KÖRPERLICHE AKTIVITÄT: HEUTE WAR ICH...

SEHR AKTIV

AKTIV

MÄSSIG AKTIV

EIN BISSCHEN AKTIV

ICH MUSSTE PAUSE MACHEN

WAREN SIE AKTIV? GUT GEMACHT! MUSSTEN SIE SICH AUSRUHEN? KEINE SORGE – GENIESSEN SIE IHRE FREIE ZEIT!

ERNÄHRUNG: WAS HABEN SIE HEUTE GEGESSEN?

FRÜHSTÜCK	
MITTAGESSEN	
ABENDESSEN	
ZWISCHENMAHLZEITEN	

MEIN TÄGLICHES ZIEL: HEUTE...

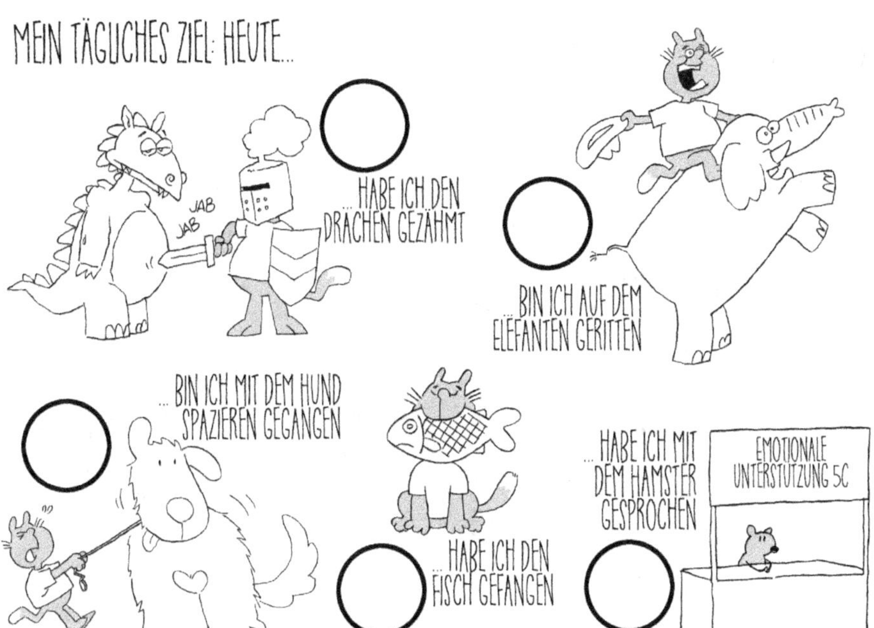

ES IST WICHTIG, SICH TÄGLICH NEUE ZIELE ZU SETZEN, SO BANAL SIE AUCH ERSCHEINEN MÖGEN. SELBST DAS ERREICHEN EINES KLEINEN ZIELS KANN DIE MORAL STÄRKEN!

ANMERKUNGEN

HEUTE IST........................, DER.............................(WOCHENTAG, DATUM)

HEUTE FÜHLE ICH MICH
(BITTE ANKREUZEN!):

WIE WAR IHRE STIMMUNG HEUTE? MACHEN SIE SICH KEINE SORGEN, WENN SIE SICH NICHT GUT GEFÜHLT HABEN. JEDE/R VON UNS KANN MAL EINEN SCHLECHTEN TAG HABEN.

KÖRPERLICHE AKTIVITÄT: HEUTE WAR ICH...

WAREN SIE AKTIV? GUT GEMACHT! MUSSTEN SIE SICH AUSRUHEN? KEINE SORGE – GENIESSEN SIE IHRE FREIE ZEIT!

ERNÄHRUNG: WAS HABEN SIE HEUTE GEGESSEN?

FRÜHSTÜCK	
MITTAGESSEN	
ABENDESSEN	
ZWISCHENMAHLZEITEN	

MEIN TÄGLICHES ZIEL: HEUTE...

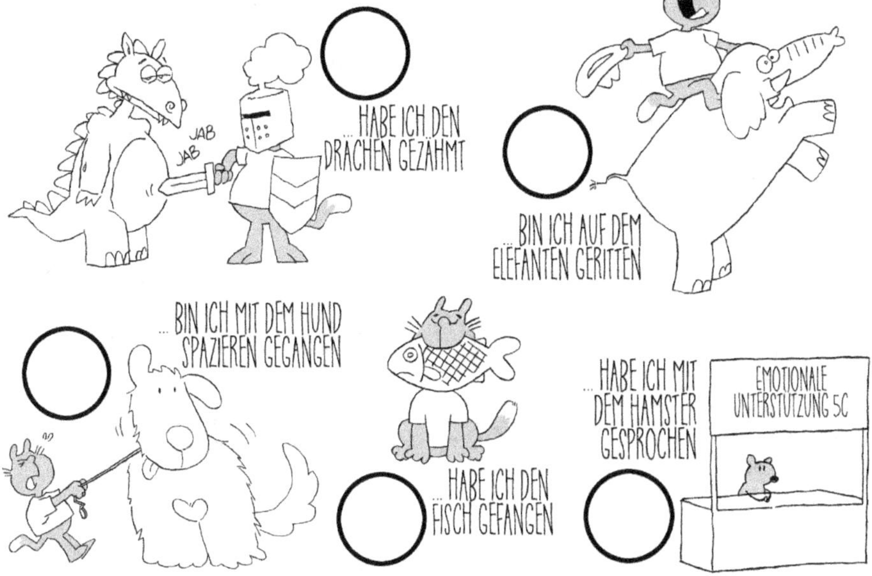

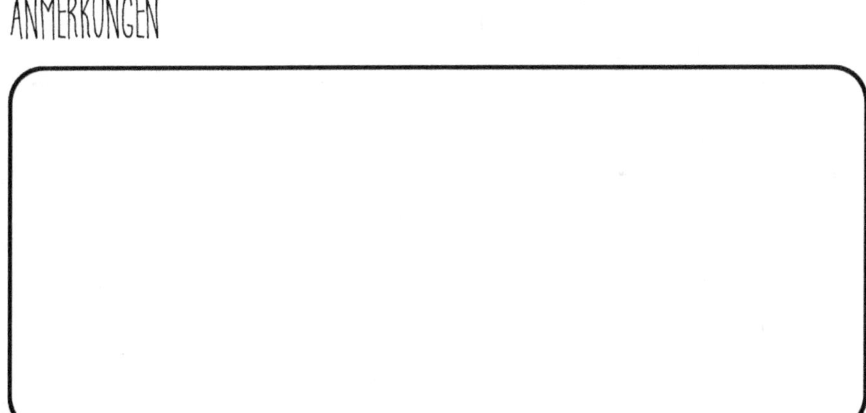

ES IST WICHTIG, SICH TÄGLICH NEUE ZIELE ZU SETZEN, SO BANAL SIE AUCH ERSCHEINEN MÖGEN. SELBST DAS ERREICHEN EINES KLEINEN ZIELS KANN DIE MORAL STÄRKEN!

ANMERKUNGEN

HEUTE IST.................., DER...........................(WOCHENTAG, DATUM)

HEUTE FÜHLE ICH MICH
(BITTE ANKREUZEN!):

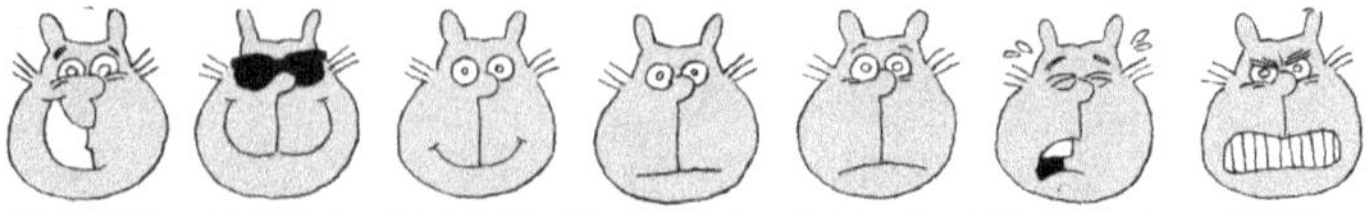

WIE WAR IHRE STIMMUNG HEUTE? MACHEN SIE SICH KEINE SORGEN, WENN SIE SICH NICHT GUT GEFÜHLT HABEN. JEDE/R VON UNS KANN MAL EINEN SCHLECHTEN TAG HABEN.

KÖRPERLICHE AKTIVITÄT: HEUTE WAR ICH...

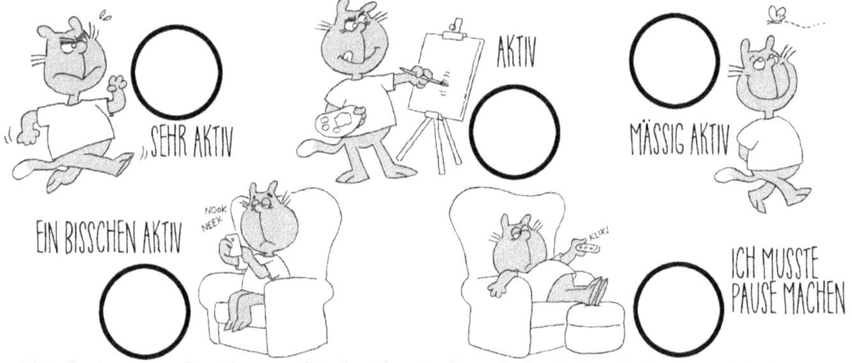

„SEHR AKTIV

AKTIV

MÄSSIG AKTIV

EIN BISSCHEN AKTIV

ICH MUSSTE PAUSE MACHEN

WAREN SIE AKTIV? GUT GEMACHT! MUSSTEN SIE SICH AUSRUHEN? KEINE SORGE – GENIESSEN SIE IHRE FREIE ZEIT!

ERNÄHRUNG: WAS HABEN SIE HEUTE GEGESSEN?

FRÜHSTÜCK	
MITTAGESSEN	
ABENDESSEN	
ZWISCHENMAHLZEITEN	

MEIN TÄGLICHES ZIEL: HEUTE...

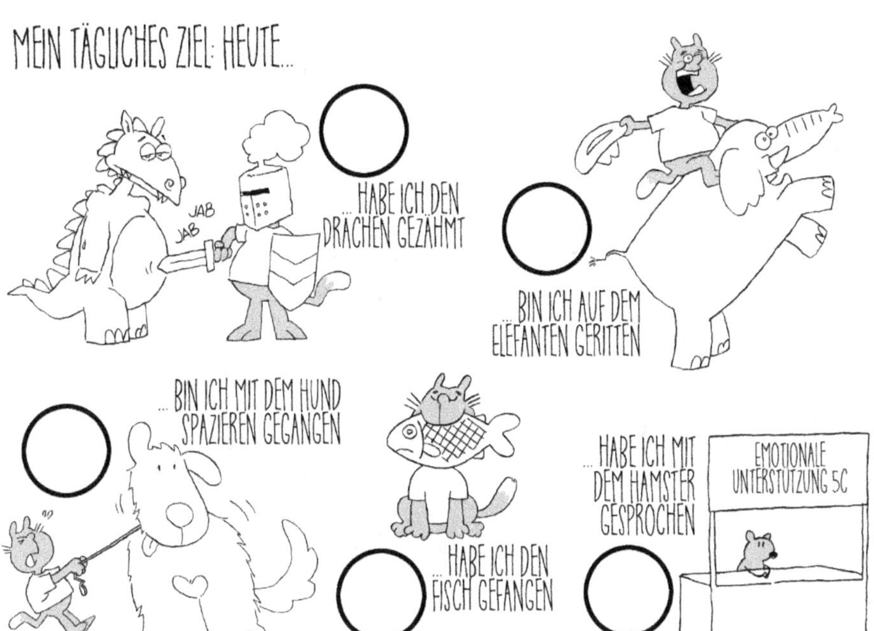

ES IST WICHTIG, SICH TÄGLICH NEUE ZIELE ZU SETZEN, SO BANAL SIE AUCH ERSCHEINEN MÖGEN. SELBST DAS ERREICHEN EINES KLEINEN ZIELS KANN DIE MORAL STÄRKEN!

ANMERKUNGEN

HEUTE IST ...., DER ....(WOCHENTAG, DATUM)

HEUTE FÜHLE ICH MICH
(BITTE ANKREUZEN!):

WIE WAR IHRE STIMMUNG HEUTE? MACHEN SIE SICH KEINE SORGEN, WENN SIE SICH NICHT GUT GEFÜHLT HABEN.JEDE/R VON UNS KANN MAL EINEN SCHLECHTEN TAG HABEN.

KÖRPERLICHE AKTIVITÄT: HEUTE WAR ICH...

„SEHR AKTIV

AKTIV

MÄSSIG AKTIV

EIN BISSCHEN AKTIV

ICH MUSSTE PAUSE MACHEN

WAREN SIE AKTIV? GUT GEMACHT! MUSSTEN SIE SICH AUSRUHEN? KEINE SORGE – GENIESSEN SIE IHRE FREIE ZEIT!

ERNÄHRUNG: WAS HABEN SIE HEUTE GEGESSEN?

FRÜHSTÜCK	
MITTAGESSEN	
ABENDESSEN	
ZWISCHENMAHLZEITEN	

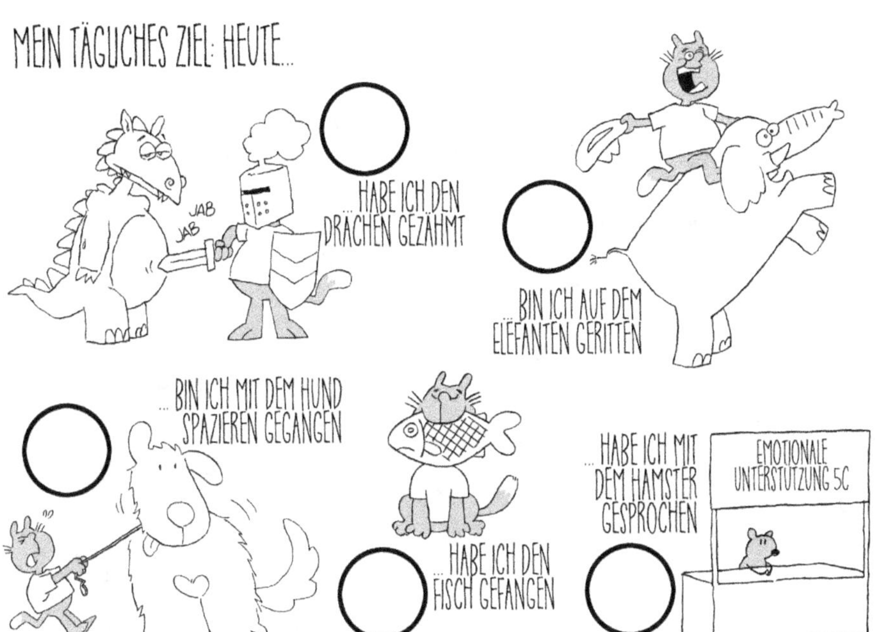

ES IST WICHTIG, SICH TÄGLICH NEUE ZIELE ZU SETZEN, SO BANAL SIE AUCH ERSCHEINEN MÖGEN.
SELBST DAS ERREICHEN EINES KLEINEN ZIELS KANN DIE MORAL STÄRKEN!

ANMERKUNGEN

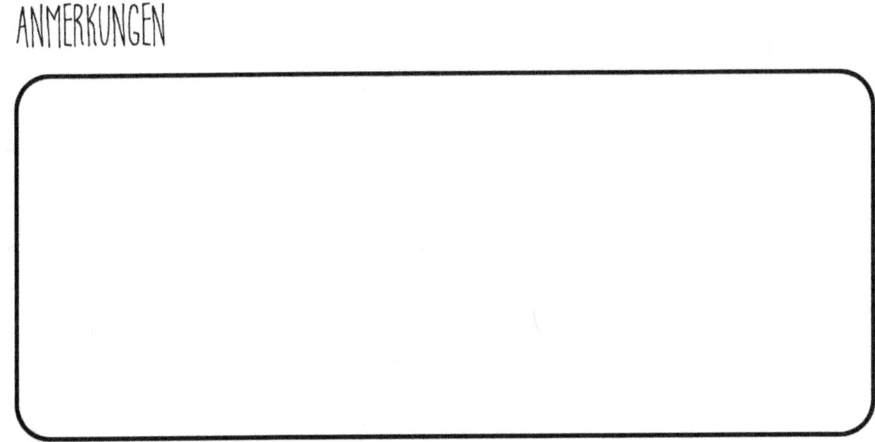

HEUTE IST ...., DER ....(WOCHENTAG, DATUM)

HEUTE FÜHLE ICH MICH
(BITTE ANKREUZEN!):

WIE WAR IHRE STIMMUNG HEUTE? MACHEN SIE SICH KEINE SORGEN, WENN SIE SICH NICHT GUT GEFÜHLT HABEN.JEDE/R VON UNS KANN MAL EINEN SCHLECHTEN TAG HABEN.

KÖRPERLICHE AKTIVITÄT: HEUTE WAR ICH...

WAREN SIE AKTIV? GUT GEMACHT! MUSSTEN SIE SICH AUSRUHEN? KEINE SORGE – GENIESSEN SIE IHRE FREIE ZEIT!

ERNÄHRUNG: WAS HABEN SIE HEUTE GEGESSEN?

FRÜHSTÜCK	
MITTAGESSEN	
ABENDESSEN	
ZWISCHENMAHLZEITEN	

MEIN TÄGLICHES ZIEL: HEUTE...

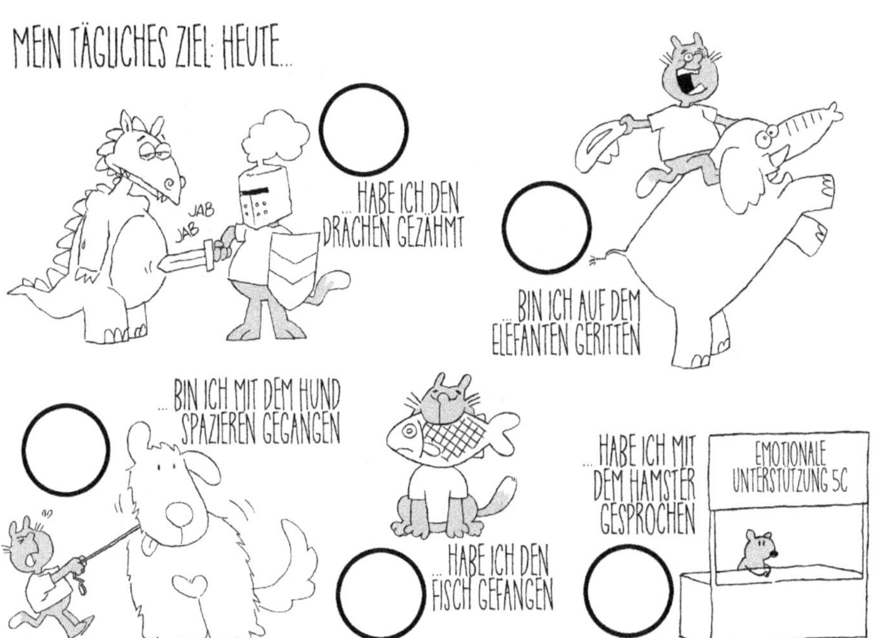

ES IST WICHTIG, SICH TÄGLICH NEUE ZIELE ZU SETZEN, SO BANAL SIE AUCH ERSCHEINEN MÖGEN. SELBST DAS ERREICHEN EINES KLEINEN ZIELS KANN DIE MORAL STÄRKEN!

ANMERKUNGEN

HEUTE IST ...., DER .... (WOCHENTAG, DATUM)

HEUTE FÜHLE ICH MICH
(BITTE ANKREUZEN!):

WIE WAR IHRE STIMMUNG HEUTE? MACHEN SIE SICH KEINE SORGEN, WENN SIE SICH NICHT GUT GEFÜHLT HABEN. JEDE/R VON UNS KANN MAL EINEN SCHLECHTEN TAG HABEN.

KÖRPERLICHE AKTIVITÄT: HEUTE WAR ICH...

WAREN SIE AKTIV? GUT GEMACHT! MUSSTEN SIE SICH AUSRUHEN? KEINE SORGE – GENIESSEN SIE IHRE FREIE ZEIT!

ERNÄHRUNG: WAS HABEN SIE HEUTE GEGESSEN?

FRÜHSTÜCK	
MITTAGESSEN	
ABENDESSEN	
ZWISCHENMAHLZEITEN	

MEIN TÄGLICHES ZIEL: HEUTE...

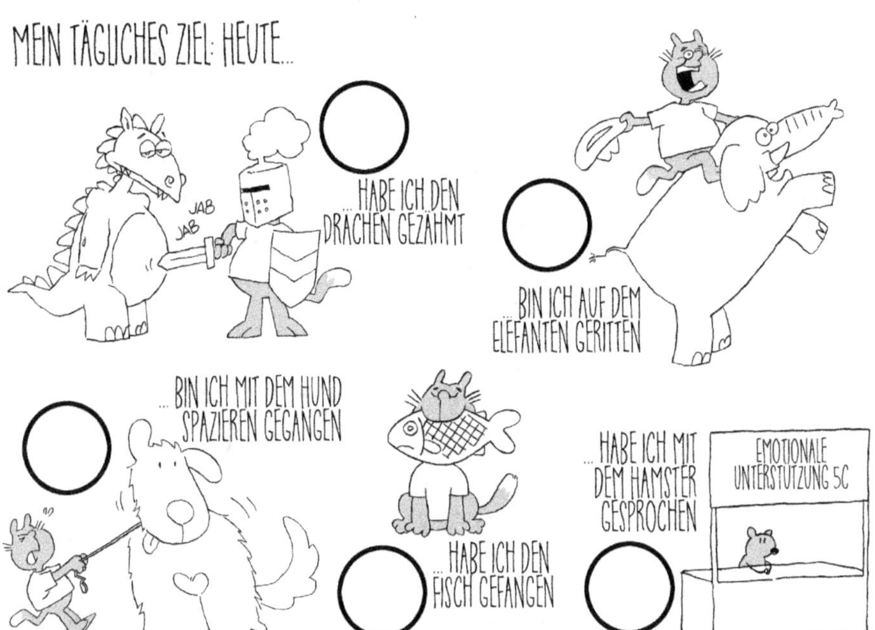

ES IST WICHTIG, SICH TÄGLICH NEUE ZIELE ZU SETZEN, SO BANAL SIE AUCH ERSCHEINEN MÖGEN.
SELBST DAS ERREICHEN EINES KLEINEN ZIELS KANN DIE MORAL STÄRKEN!

ANMERKUNGEN

HEUTE IST........................, DER...........................(WOCHENTAG, DATUM)

HEUTE FÜHLE ICH MICH
(BITTE ANKREUZEN!):

WIE WAR IHRE STIMMUNG HEUTE? MACHEN SIE SICH KEINE SORGEN, WENN SIE SICH NICHT GUT GEFÜHLT HABEN. JEDE/R VON UNS KANN MAL EINEN SCHLECHTEN TAG HABEN.

KÖRPERLICHE AKTIVITÄT: HEUTE WAR ICH...

SEHR AKTIV

AKTIV

MÄSSIG AKTIV

EIN BISSCHEN AKTIV

ICH MUSSTE PAUSE MACHEN

WAREN SIE AKTIV? GUT GEMACHT! MUSSTEN SIE SICH AUSRUHEN? KEINE SORGE – GENIESSEN SIE IHRE FREIE ZEIT!

ERNÄHRUNG: WAS HABEN SIE HEUTE GEGESSEN?

FRÜHSTÜCK	
MITTAGESSEN	
ABENDESSEN	
ZWISCHENMAHLZEITEN	

ANMERKUNGEN

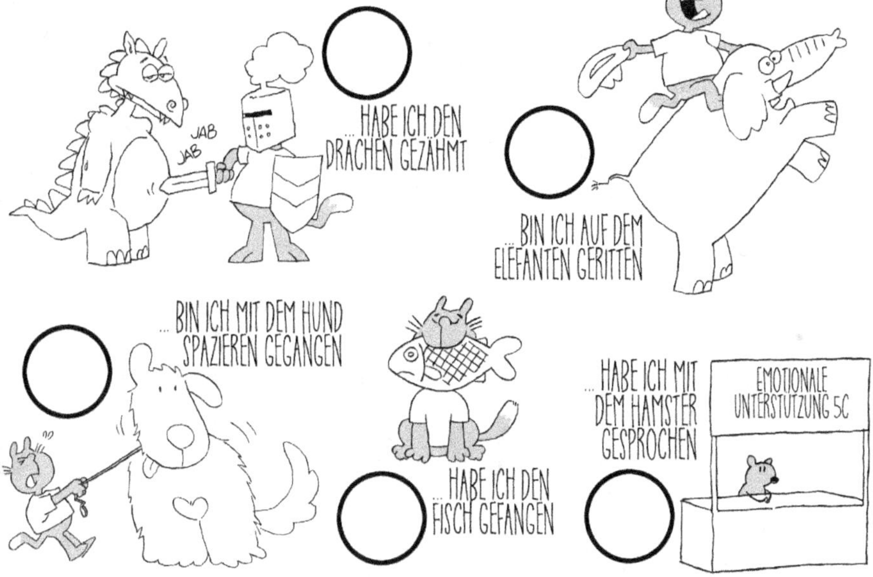

HEUTE IST............., DER............................(WOCHENTAG, DATUM)

HEUTE FÜHLE ICH MICH
(BITTE ANKREUZEN!):

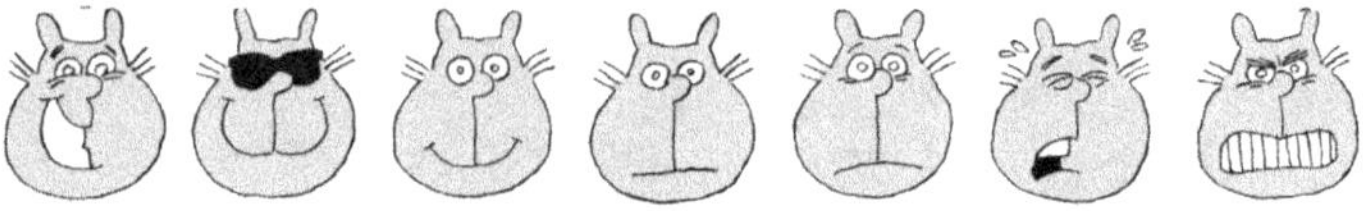

WIE WAR IHRE STIMMUNG HEUTE? MACHEN SIE SICH KEINE SORGEN, WENN SIE SICH NICHT GUT GEFÜHLT HABEN. JEDE/R VON UNS KANN MAL EINEN SCHLECHTEN TAG HABEN.

KÖRPERLICHE AKTIVITÄT: HEUTE WAR ICH...

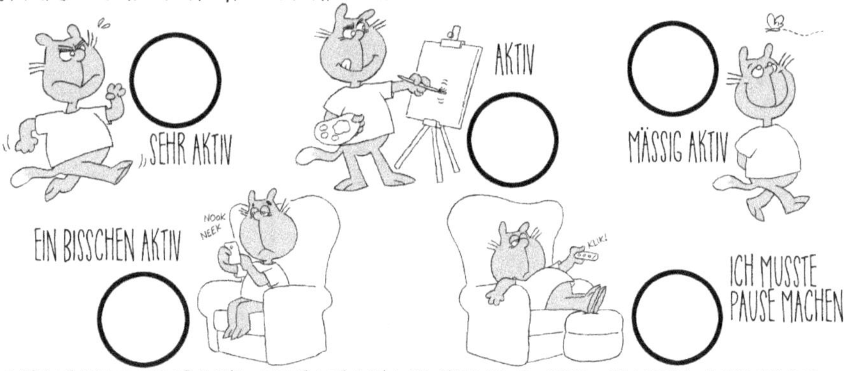

SEHR AKTIV

AKTIV

MÄSSIG AKTIV

EIN BISSCHEN AKTIV

ICH MUSSTE
PAUSE MACHEN

WAREN SIE AKTIV? GUT GEMACHT! MUSSTEN SIE SICH AUSRUHEN? KEINE SORGE – GENIESSEN SIE IHRE FREIE ZEIT!

ERNÄHRUNG: WAS HABEN SIE HEUTE GEGESSEN?

FRÜHSTÜCK	
MITTAGESSEN	
ABENDESSEN	
ZWISCHENMAHLZEITEN	

MEIN TÄGLICHES ZIEL: HEUTE...

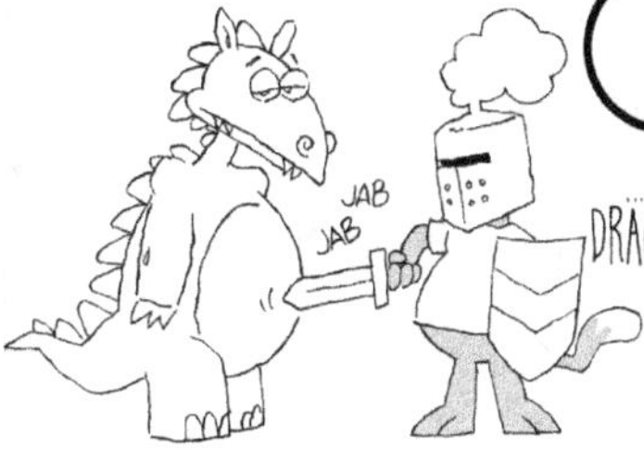

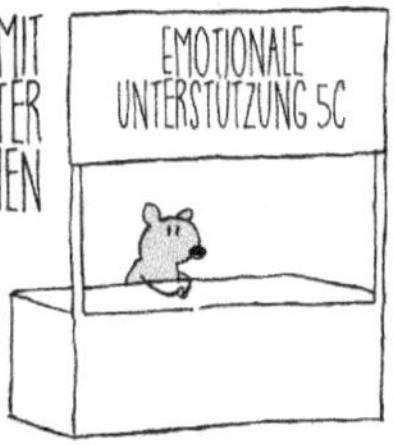

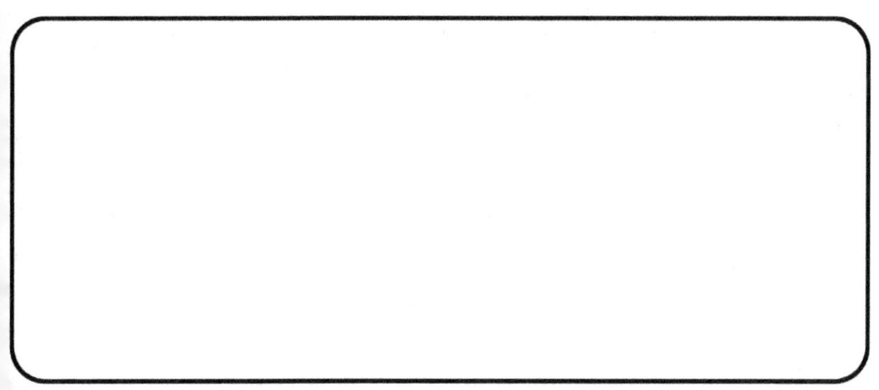

ES IST WICHTIG, SICH TÄGLICH NEUE ZIELE ZU SETZEN, SO BANAL SIE AUCH ERSCHEINEN MÖGEN.
SELBST DAS ERREICHEN EINES KLEINEN ZIELS KANN DIE MORAL STÄRKEN!

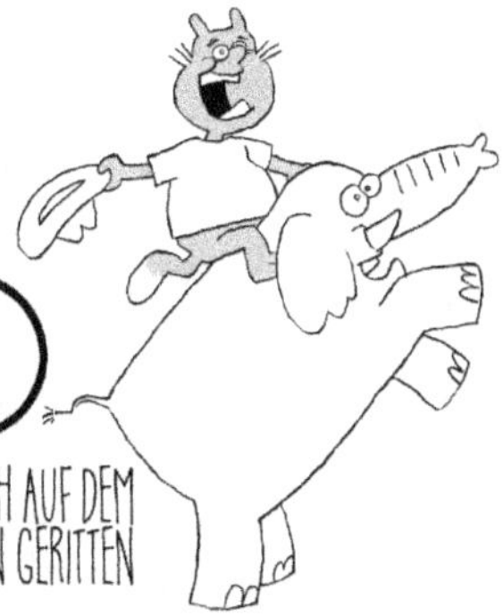

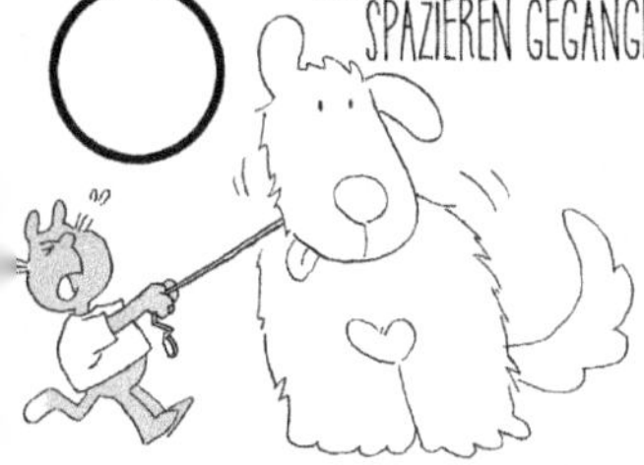

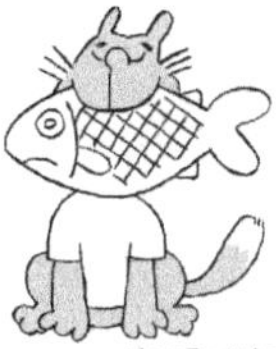

ANMERKUNGEN

HEUTE IST ...., DER ....(WOCHENTAG, DATUM)

HEUTE FÜHLE ICH MICH
(BITTE ANKREUZEN!):

WIE WAR IHRE STIMMUNG HEUTE? MACHEN SIE SICH KEINE SORGEN, WENN SIE SICH NICHT GUT GEFÜHLT HABEN. JEDE/R VON UNS KANN MAL EINEN SCHLECHTEN TAG HABEN.

KÖRPERLICHE AKTIVITÄT: HEUTE WAR ICH...

„SEHR AKTIV

AKTIV

MÄSSIG AKTIV

EIN BISSCHEN AKTIV

ICH MUSSTE
PAUSE MACHEN

WAREN SIE AKTIV? GUT GEMACHT! MUSSTEN SIE SICH AUSRUHEN? KEINE SORGE – GENIESSEN SIE IHRE FREIE ZEIT!

ERNÄHRUNG: WAS HABEN SIE HEUTE GEGESSEN?

FRÜHSTÜCK	
MITTAGESSEN	
ABENDESSEN	
ZWISCHENMAHLZEITEN	

MEIN TÄGLICHES ZIEL: HEUTE...

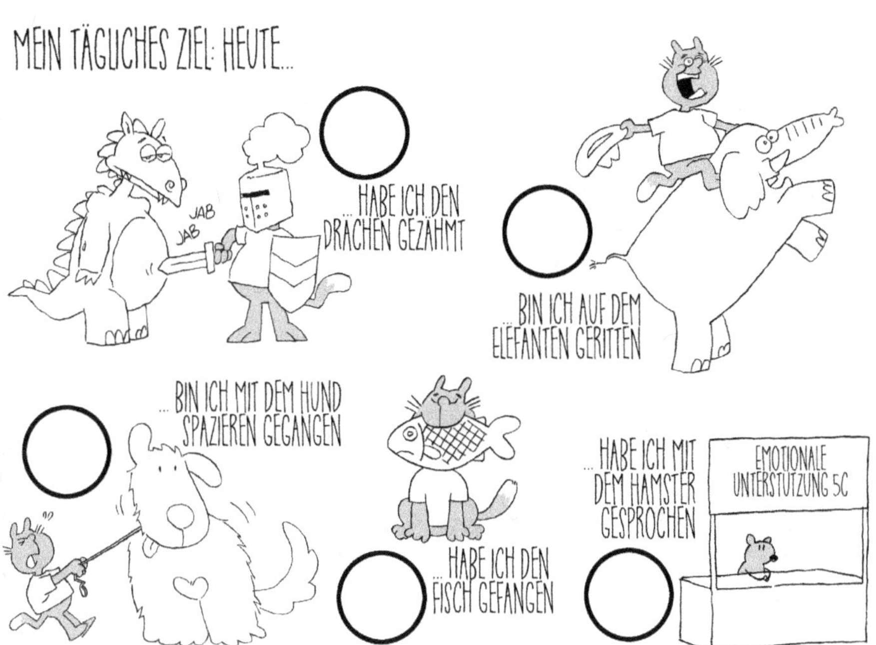

ES IST WICHTIG, SICH TÄGLICH NEUE ZIELE ZU SETZEN, SO BANAL SIE AUCH ERSCHEINEN MÖGEN. SELBST DAS ERREICHEN EINES KLEINEN ZIELS KANN DIE MORAL STÄRKEN!

ANMERKUNGEN

HEUTE IST........................, DER...........................(WOCHENTAG, DATUM)

HEUTE FÜHLE ICH MICH
(BITTE ANKREUZEN!):

WIE WAR IHRE STIMMUNG HEUTE? MACHEN SIE SICH KEINE SORGEN, WENN SIE SICH NICHT GUT GEFÜHLT HABEN.JEDE/R VON UNS KANN MAL EINEN SCHLECHTEN TAG HABEN.

KÖRPERLICHE AKTIVITÄT: HEUTE WAR ICH...

SEHR AKTIV

AKTIV

MÄSSIG AKTIV

EIN BISSCHEN AKTIV

ICH MUSSTE PAUSE MACHEN

WAREN SIE AKTIV? GUT GEMACHT! MUSSTEN SIE SICH AUSRUHEN? KEINE SORGE – GENIESSEN SIE IHRE FREIE ZEIT!

ERNÄHRUNG: WAS HABEN SIE HEUTE GEGESSEN?

FRÜHSTÜCK	
MITTAGESSEN	
ABENDESSEN	
ZWISCHENMAHLZEITEN	

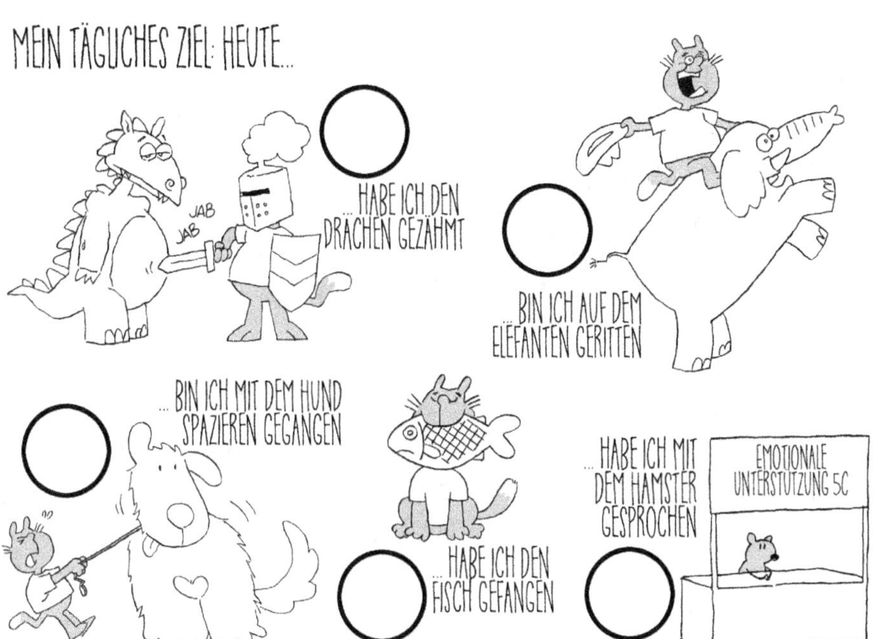

ES IST WICHTIG, SICH TÄGLICH NEUE ZIELE ZU SETZEN, SO BANAL SIE AUCH ERSCHEINEN MÖGEN.
SELBST DAS ERREICHEN EINES KLEINEN ZIELS KANN DIE MORAL STÄRKEN!

ANMERKUNGEN

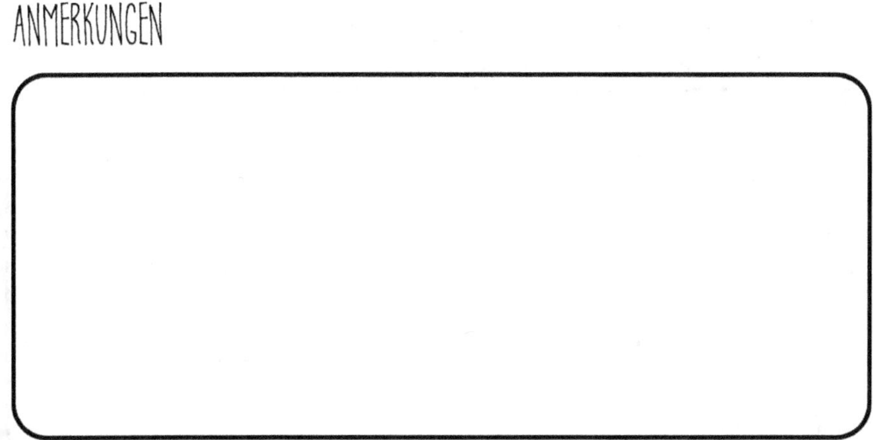

HEUTE IST ...., DER .... (WOCHENTAG, DATUM)

HEUTE FÜHLE ICH MICH
(BITTE ANKREUZEN!):

WIE WAR IHRE STIMMUNG HEUTE? MACHEN SIE SICH KEINE SORGEN, WENN SIE SICH NICHT GUT GEFÜHLT HABEN.JEDE/R VON UNS KANN MAL EINEN SCHLECHTEN TAG HABEN.

KÖRPERLICHE AKTIVITÄT: HEUTE WAR ICH...

„SEHR AKTIV

AKTIV

MÄSSIG AKTIV

EIN BISSCHEN AKTIV

ICH MUSSTE PAUSE MACHEN

WAREN SIE AKTIV? GUT GEMACHT! MUSSTEN SIE SICH AUSRUHEN? KEINE SORGE – GENIESSEN SIE IHRE FREIE ZEIT!

ERNÄHRUNG: WAS HABEN SIE HEUTE GEGESSEN?

FRÜHSTÜCK	
MITTAGESSEN	
ABENDESSEN	
ZWISCHENMAHLZEITEN	

MEIN TÄGLICHES ZIEL: HEUTE...

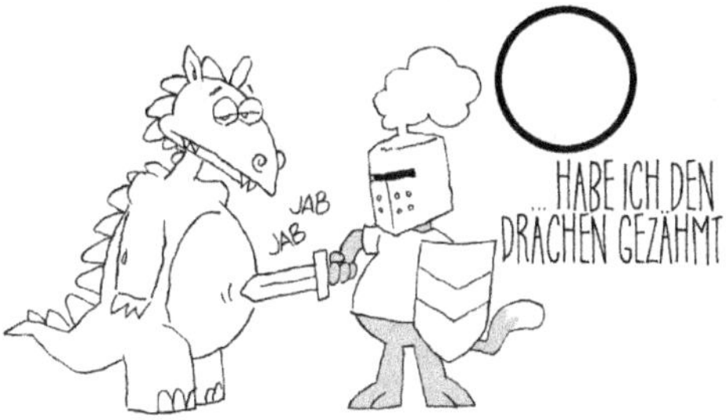

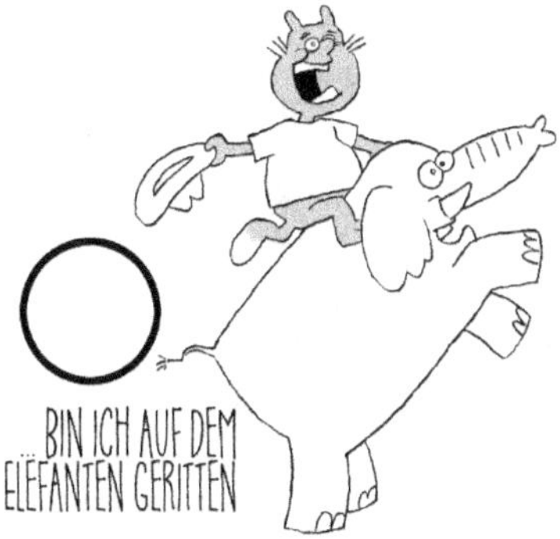

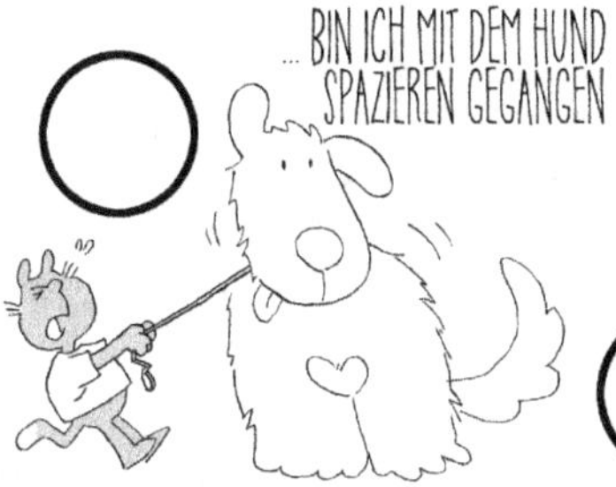

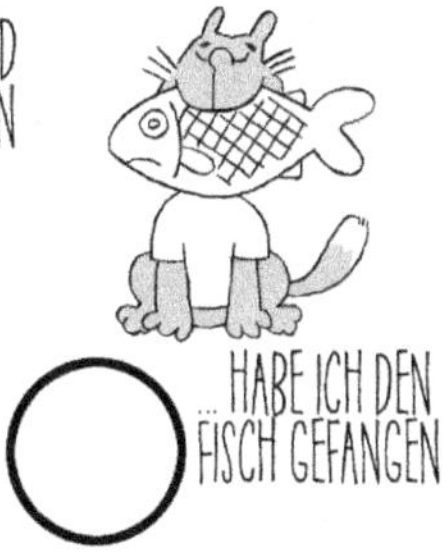

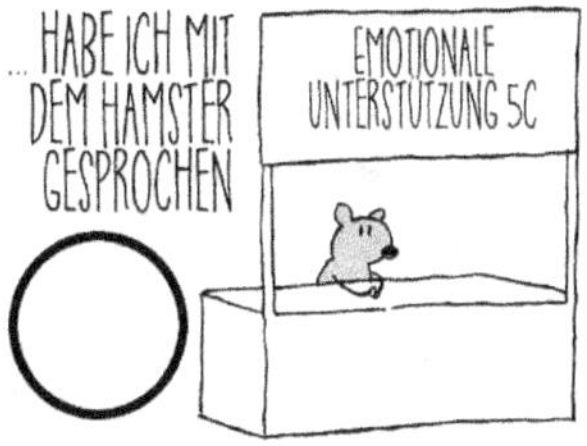

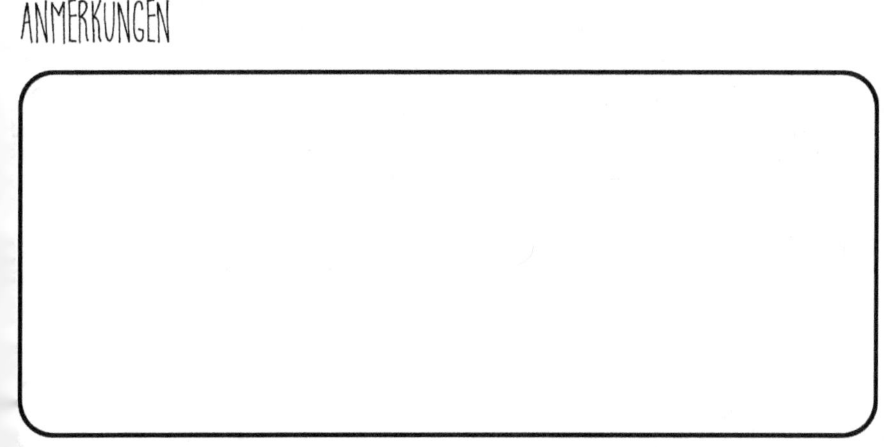

ES IST WICHTIG, SICH TÄGLICH NEUE ZIELE ZU SETZEN, SO BANAL SIE AUCH ERSCHEINEN MÖGEN. SELBST DAS ERREICHEN EINES KLEINEN ZIELS KANN DIE MORAL STÄRKEN!

ANMERKUNGEN

HEUTE IST ...., DER .... (WOCHENTAG, DATUM)

HEUTE FÜHLE ICH MICH
(BITTE ANKREUZEN!):

WIE WAR IHRE STIMMUNG HEUTE? MACHEN SIE SICH KEINE SORGEN, WENN SIE SICH NICHT GUT GEFÜHLT HABEN. JEDE/R VON UNS KANN MAL EINEN SCHLECHTEN TAG HABEN.

KÖRPERLICHE AKTIVITÄT: HEUTE WAR ICH...

SEHR AKTIV

AKTIV

MÄSSIG AKTIV

EIN BISSCHEN AKTIV

ICH MUSSTE PAUSE MACHEN

WAREN SIE AKTIV? GUT GEMACHT! MUSSTEN SIE SICH AUSRUHEN? KEINE SORGE – GENIESSEN SIE IHRE FREIE ZEIT!

ERNÄHRUNG: WAS HABEN SIE HEUTE GEGESSEN?

FRÜHSTÜCK	
MITTAGESSEN	
ABENDESSEN	
ZWISCHENMAHLZEITEN	

MEIN TÄGLICHES ZIEL: HEUTE...
... HABE ICH DEN DRACHEN GEZÄHMT
JAB
JAB
... BIN ICH AUF DEM ELEFANTEN GERITTEN
... BIN ICH MIT DEM HUND SPAZIEREN GEGANGEN
... HABE ICH DEN FISCH GEFANGEN
... HABE ICH MIT DEM HAMSTER GESPROCHEN
EMOTIONALE UNTERSTÜTZUNG 5C
ES IST WICHTIG, SICH TÄGLICH NEUE ZIELE ZU SETZEN, SO BANAL SIE AUCH ERSCHEINEN MÖGEN.
SELBST DAS ERREICHEN EINES KLEINEN ZIELS KANN DIE MORAL STÄRKEN!
ANMERKUNGEN

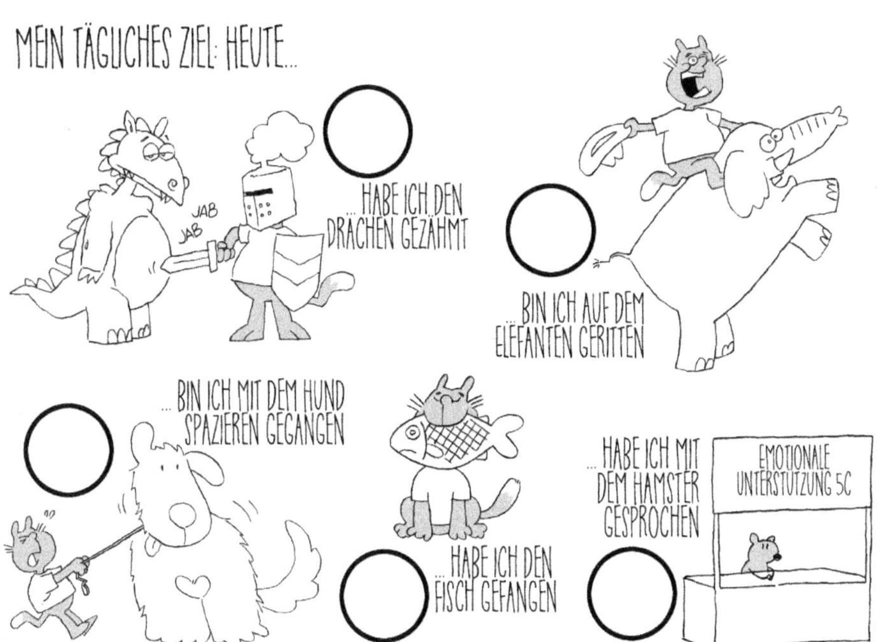